Przewodnik
dla krewnych pacjentów psychiatrycznych

bup

Niemiecka biblioteka
-Nagrywanie jednostki CIP-

Hans Wildraschek
Georg Baumann
Poradnik dla krewnych pacjentów psychiatrycznych
ISBN: 978-3-911075-12-1

Copyright: Bremen University Press
Miejsce publikacji: Brema, Niemcy
Wydanie 1, październik 2023 r.
Wersja 1.0
Wydrukowano w UE, UK, USA, JP, AUS
bup@bremenuniversitypress.com
www.bremenuniversitypress.com

Poradnik dla krewnych pacjentów psychiatrycznych

Treść

1

Przedmowa

Cel książki

Celem tej książki dla krewnych osób cierpiących na choroby psychiczne jest wyposażenie ich w rzetelną wiedzę na temat różnych chorób psychicznych, ich objawów, diagnostyki i możliwości leczenia, a także zaproponowanie możliwych rozwiązań. Dzięki tej wiedzy krewni są w stanie lepiej zrozumieć chorobę i związane z nią zachowanie osoby dotkniętej chorobą.

Książka ma również na celu zaoferowanie konkretnych porad i strategii radzenia sobie z codziennymi wyzwaniami związanymi z opieką nad chorym psychicznie krewnym. Kolejnym celem jest promowanie empatii i zrozumienia dla osoby chorej. W ten sposób książka może pomóc zmniejszyć uprzedzenia i stygmatyzację oraz stworzyć bardziej empatyczne środowisko dla osoby chorej.

Krewni często wczuwają się w rolę opiekunów i zapominają o dbaniu o własne zdrowie psychiczne. Krewni mogą lepiej bronić interesów osoby chorej dzięki solidnej wiedzy i praktycznym wskazówkom, czy to w systemie opieki zdrowotnej, w świecie pracy czy w środowisku społecznym.

Książka ma również na celu pomóc krewnym w skuteczniejszej komunikacji ze specjalistami medycznymi i terapeutycznymi, co może prowadzić do poprawy jakości leczenia osoby dotkniętej chorobą. W tym przypadku brak mowy często dominuje z różnych powodów,

Wreszcie, co nie mniej ważne, książka może również zapewnić wsparcie emocjonalne, potwierdzając doświadczenia i uczucia krewnych oraz pokazując im, że nie są sami.

Ogólnie rzecz biorąc, książka ma na celu dostarczenie kompleksowego, praktycznego przewodnika dla członków rodziny, który pomoże im lepiej radzić sobie z wyzwaniami związanymi z chorobą psychiczną i całym środowiskiem, jednocześnie dbając o własne zdrowie psychiczne.

Kto cierpi bardziej?

Często obserwuje się zjawisko, że krewni osób chorych psychicznie wydają się cierpieć bardziej niż same osoby dotknięte chorobą.

Krewni często są głęboko emocjonalnie związani z chorą osobą. Muszą patrzeć, jak ktoś, kogo kochają, cierpi i nie zawsze mogą coś z tym zrobić. Ta bezsilność może być niezwykle stresująca. Krewni często przyjmują rolę głównych opiekunów. Dbanie o dobro osoby chorej psychicznie może być ogromnym ciężarem odpowiedzialności, który może być wyczerpujący emocjonalnie i fizycznie.

Choroba psychiczna często bywa nieprzewidywalna. Krewni żyją w ciągłym strachu przed nawrotem lub pogorszeniem stanu zdrowia, co może prowadzić do chronicznego stresu. Krewni muszą radzić sobie nie tylko ze skutkami samej choroby, ale także z uprzedzeniami społecznymi i stygmatyzacją. Czasami wycofują się ze swojego środowiska społecznego ze wstydu lub nadmiernych wymagań, co może powodować dodatkowy stres psychiczny.

Starając się być przy chorym, krewni często zaniedbują własne potrzeby i granice. Może to prowadzić do wypalenia i innych problemów zdrowotnych.

Dynamika relacji często zmienia się zasadniczo, gdy członek rodziny zaczyna chorować psychicznie. Może to prowadzić do konfliktów i niejasności w oczekiwaniach i rolach w rodzinie lub partnerstwie.

Terapie i leki są często kosztowne, a jeśli chory nie jest w stanie pracować, może to powodować dodatkowe obciążenia finansowe, które pośrednio zwiększają stres u krewnych.

Ponieważ wiele chorób psychicznych ma charakter przewlekły, przekonanie, że nie ma "lekarstwa" w tradycyjnym sensie, może powodować duży stres u krewnych. Możliwe jest również, że na przekonanie, że krewni "cierpią bardziej", wpływa zniekształcone postrzeganie sytuacji. Osoba chora może żyć w pewnego rodzaju "emocjonalnym odrętwieniu", które utrudnia jej pełne postrzeganie lub wyrażanie własnego cierpienia, podczas gdy emocje krewnych są bardziej otwarte i bezpośrednie.

Ważne jest, aby rozważać takie kwestie w zniuansowanych ramach. Krewni nie zawsze są tylko ofiarami okoliczności; mogą również odgrywać ważną rolę we wspieraniu i powrocie do zdrowia osoby chorej. Podobnie, nie należy zapominać, że sama osoba chora doświadcza wysokiego stopnia cierpienia i dyskomfortu, nawet jeśli nie zawsze jest to widoczne z zewnątrz.

Brak zrozumienia dla chorób psychicznych

Brak zrozumienia chorób psychicznych u zdrowych ludzi można przypisać różnym czynnikom kulturowym, społecznym i psychologicznym.

Ludzie, którzy sami nigdy nie cierpieli na chorobę psychiczną i nie zetknęli się z nią w swoim najbliższym otoczeniu, często mają trudności ze zrozumieniem wyzwań i cierpienia, które się z nią wiążą. Choroba psychiczna jest nadal tematem tabu w wielu społeczeństwach i nie mówi się o niej otwarcie. Stygmatyzacja może prowadzić do tego, że ludzie nie radzą sobie odpowiednio z tą kwestią lub rozwijają błędne przekonania na jej temat.

W przeciwieństwie do wielu chorób fizycznych, objawy chorób psychicznych często nie są bezpośrednio widoczne. Może to prowadzić do niedoceniania lub nawet ignorowania ich powagi. W niektórych kulturach choroba psychiczna jest postrzegana jako słabość lub brak charakteru. Ten stereotyp nie tylko utrudnia zrozumienie, ale może również prowadzić do tego, że osoby cierpiące na choroby psychiczne nie szukają pomocy.

Często występuje ogólny brak wiedzy na temat tego, czym naprawdę jest choroba psychiczna, jak się ją diagnozuje i leczy. Rozpowszechnione mogą być błędne informacje i mity. Choroby psychiczne mogą być niezwykle złożone, zarówno pod względem przyczyn, jak i skutków. Złożoność ta może utrudniać osobom z zewnątrz zrozumienie choroby lub tego, dlaczego niektóre metody leczenia są konieczne.

Choroby psychiczne obejmują uczucia, myśli i wzorce zachowań, dla których nie zawsze istnieją proste lub jasne słowa. Nawet w medycynie i psychologii trwają debaty na temat tego, jak najlepiej opisać i sklasyfikować pewne stany. Niektórzy ludzie uważają temat chorób psychicznych za niewygodny i chronią się, zachowując pewien emocjonalny dystans. Postrzegają je jako coś, co przytrafia się "innym", ale nie im samym lub ludziom wokół nich, i dlatego nie czują potrzeby pogłębiania ich zrozumienia.

Nie wszyscy ludzie są dobrzy we wczuwaniu się w uczucia i myśli innych. Brak empatii może być główną przeszkodą w zrozumieniu choroby psychicznej. Zwiększenie zrozumienia chorób psychicznych jest zadaniem społecznym, które wymaga świadomości, edukacji i zmniejszenia stygmatyzacji. Zarówno medycyna, jak i media, instytucje edukacyjne i każdy człowiek mają tu do odegrania swoją rolę. Jednak uświadomienie sobie tego często przychodzi zbyt późno, gdy samemu jest się dotkniętym chorobą.

Czym są choroby psychiczne?

Choroby psychiczne, zwane również zaburzeniami psychicznymi lub chorobami psychicznymi, to schorzenia charakteryzujące się zaburzeniami myśli, emocji i/lub zachowania. Mogą one również obejmować kombinację tych czynników. W przeciwieństwie do chorób fizycznych, objawy chorób psychicznych często nie są widoczne od razu, co może sprawić, że diagnoza i leczenie będą bardziej złożone.

Istnieje wiele różnych chorób psychicznych, które można podzielić na różne kategorie, w tym:

- Zaburzenia afektywne: Grupa ta obejmuje zaburzenia takie jak depresja, choroba afektywna dwubiegunowa i dystymia. Charakteryzują się one przede wszystkim zaburzeniami nastroju.
- Zaburzenia lękowe: Obejmują one uogólnione zaburzenia lękowe, lęk napadowy, fobię społeczną i fobie specyficzne. Osoby z zaburzeniami lękowymi doświadczają nadmiernego strachu lub niepokoju w sytuacjach, które obiektywnie stanowią niewielkie lub żadne zagrożenie.
- Zaburzenia obsesyjno-kompulsyjne i zaburzenia pokrewne: Obejmują one zaburzenia obsesyjno-kompulsyjne (OCD), dysmorfię ciała i trichotillomanię (zaburzenie wyrywania włosów).
- Zaburzenia odżywiania: Dobrze znane przykłady to jadłowstręt psychiczny (anoreksja),

bulimia psychiczna i napadowe objadanie się. Wpływają one na zachowania żywieniowe i obraz samego siebie.

- Zaburzenia osobowości: Obejmują one zaburzenie osobowości typu borderline, schizoidalne zaburzenie osobowości i narcystyczne zaburzenie osobowości. Charakteryzują się one sztywnymi i problematycznymi wzorcami zachowań, które mają negatywny wpływ na relacje interpersonalne i jakość życia.

- Zaburzenia psychotyczne: Obejmują one schizofrenię. Zaburzenia te charakteryzują się urojeniami, halucynacjami i utratą poczucia rzeczywistości.

- Zaburzenia neurokognitywne: Obejmują one demencję, chorobę Alzheimera i inne stany, które wpływają na pamięć, uwagę i inne zdolności poznawcze.

- Zaburzenia związane z traumą i stresem: Obejmują one zespół stresu pourazowego (PTSD) i zaburzenia adaptacyjne, które są zwykle wywoływane przez traumatyczne wydarzenie.

- Zaburzenia związane z substancjami i uzależnieniami: Obejmują one uzależnienie od alkoholu, narkotyków i leków, a także uzależnienie od hazardu.

- Zaburzenia rozwojowe: Kategoria ta obejmuje zaburzenia ze spektrum autyzmu, zespół nadpobudliwości psychoruchowej z deficytem uwagi (ADHD) i zaburzenia uczenia się.

Diagnoza i leczenie chorób psychicznych wymagają zindywidualizowanego podejścia, które może obejmować zarówno farmakoterapię, jak i interwencje psychoterapeutyczne. Skuteczność leczenia zależy od wielu czynników, w tym rodzaju zaburzenia, nasilenia objawów, dostępnych zasobów i sieci wsparcia społecznego danej osoby.

Dlaczego zrozumienie jest ważne dla krewnych?

Krewni często jako pierwsi odczuwają skutki choroby psychicznej w rodzinie lub wśród przyjaciół. Ich obciążenie emocjonalne może być wysokie, gdy obserwują cierpienie kogoś, kogo kochają. To obciążenie emocjonalne może prowadzić do szeregu własnych problemów ze zdrowiem psychicznym lub fizycznym, jeśli nie zostaną one rozwiązane.

Krewni często odgrywają kluczową rolę w opiece i wsparciu osoby chorej. Ich zrozumienie choroby ma zatem kluczowe znaczenie dla powodzenia leczenia. Im lepiej są poinformowani o chorobie, tym lepiej mogą wspierać osobę nią dotkniętą.

Dobre zrozumienie choroby psychicznej może pomóc krewnym skuteczniej komunikować się z lekarzami i terapeutami oraz aktywnie uczestniczyć w planowaniu leczenia. Może to znacząco poprawić jakość opieki i długoterminowe rokowania dla pacjenta.

Dzięki lepszemu zrozumieniu choroby psychicznej członkowie rodziny mogą również pomóc w zmniejszeniu związanego z nią piętna w społeczeństwie. Jest to nie tylko korzystne dla osoby cierpiącej na chorobę, ale także promuje bardziej integracyjną, empatyczną społeczność. Lepsze zrozumienie choroby psychicznej może również pomóc bliskim rozpoznać znaczenie ich własnej samoopieki. Ma to kluczowe znaczenie dla uniknięcia wypalenia zawodowego i innych problemów zdrowotnych.

Choroba psychiczna może często prowadzić do napięć w rodzinie lub związku partnerskim. Dobre zrozumienie choroby może pomóc uniknąć nieporozumień i konfliktów oraz poprawić jakość relacji. W niektórych przypadkach krewni mogą być pierwszymi osobami, które rozpoznają sygnały alarmowe rozwijającej się choroby psychicznej. Ich zrozumienie objawów i możliwości leczenia ma kluczowe znaczenie dla wczesnej interwencji, która może potencjalnie złagodzić przebieg choroby.

Ostatecznie zrozumienie bliskich jest częścią szerszej społecznej i kulturowej odpowiedzialności za podnoszenie świadomości na temat zdrowia psychicznego i zapewnianie zasobów wspierających je.

Dlaczego zrozumienie krewnych jest ważne?

Zrozumienie przez krewnych osób cierpiących na choroby psychiczne jest kluczowe z kilku powodów. Po pierwsze, zapewnia niezbędne wsparcie emocjonalne dla osoby cierpiącej. Choroba psychiczna może powodować poczucie izolacji, a obecność rozumiejących członków rodziny lub przyjaciół może być postrzegana jako uspokajająca i wspierająca. Sieć wsparcia może również odgrywać ważną rolę we wczesnym wykrywaniu objawów i terminowym poszukiwaniu profesjonalnej pomocy.

Ponadto zrozumienie członków rodziny może pozytywnie wpłynąć na proces leczenia. Gdy rodzina lepiej rozumie chorobę i związane z nią potrzeby, może skuteczniej współpracować z lekarzami w celu opracowania i wdrożenia planu leczenia. W niektórych przypadkach wsparcie ze strony krewnych może nawet pomóc w dostosowaniu dawki leków lub zmniejszeniu liczby hospitalizacji.

Zrozumienie krewnych jest również ważne dla zmniejszenia stygmatyzacji. Choroba psychiczna często wiąże się z wysokim stopniem napiętnowania społecznego. Świadome i rozumiejące otoczenie może pomóc zminimalizować to piętno poprzez zapewnienie świadomej i empatycznej perspektywy, co z kolei może wpłynąć na szerszą opinię publiczną.

W codziennych interakcjach zrozumienie krewnych może również przynieść konkretne, praktyczne korzyści. Na przykład, mogą pomóc uniknąć stresujących lub wyzwalających sytuacji, które mogą pogorszyć objawy. Mogą również pomóc w zarządzaniu lekami lub przestrzeganiu planów leczenia, co z kolei poprawia ogólną jakość życia osoby z chorobą.

Wreszcie, co nie mniej ważne, zrozumienie ze strony krewnych ma pozytywny wpływ na nich samych. Życie z osobą cierpiącą na chorobę psychiczną może być wyczerpujące emocjonalnie i fizycznie. Solidne zrozumienie choroby może pomóc zminimalizować frustracje, obawy i nieporozumienia oraz może zapewnić członkom rodziny narzędzia do lepszego radzenia sobie z wyzwaniami, jakie niesie ze sobą choroba.

Szczególny przypadek psychiatrii dzieci i młodzieży

Psychiatria dzieci i młodzieży to wyspecjalizowana dziedzina, która koncentruje się na zdrowiu psychicznym dzieci i młodzieży. W przeciwieństwie do psychiatrii dorosłych, dziedzina ta zwraca szczególną uwagę na aspekty rozwojowe i rolę rodziny w zdrowiu psychicznym. Procedury diagnostyczne są starannie dobierane i dostosowywane do specyficznych potrzeb dzieci i młodzieży. Stosowane są również standaryzowane kwestionariusze, wywiady i obserwacje, często uzupełniane rozmowami z rodzicami, nauczycielami i innymi opiekunami w celu postawienia dokładnej diagnozy.

Zaburzenia leczone w psychiatrii dzieci i młodzieży są zróżnicowane. Obejmują one ADHD, zaburzenia ze spektrum autyzmu, zaburzenia lękowe i depresyjne, a także zaburzenia odżywiania. Te problemy ze zdrowiem psychicznym wymagają specjalnego podejścia terapeutycznego, które jest indywidualnie dostosowane do dziecka i jego rodziny. Leczenie obejmuje zarówno leki, jak i różne formy psychoterapii, a często najskuteczniejsze jest połączenie obu tych metod.

Kluczowym aspektem psychiatrii dzieci i młodzieży jest ścisłe zaangażowanie rodziny w proces leczenia. Rodzina często odgrywa kluczową rolę, zarówno w rozwoju zaburzeń psychicznych, jak i we wspieraniu powrotu do zdrowia. Ponieważ leczenie jest często złożone i obejmuje różne obszary życia, zwykle gromadzony jest multidyscyplinarny zespół specjalistów, takich jak pediatrzy, neurolodzy, pracownicy socjalni i pedagodzy.

Zapobieganie i wczesne wykrywanie zaburzeń psychicznych są również ważnymi aspektami tej dziedziny. Wczesna interwencja może często zapobiec poważnym konsekwencjom w późniejszym życiu. Badania mają również kluczowe znaczenie, ponieważ pomagają pogłębić zrozumienie przyczyn zaburzeń psychicznych u dzieci i młodzieży oraz stale ulepszać metody leczenia.

Ogólnie rzecz biorąc, psychiatria dzieci i młodzieży jest dynamiczną i stale rozwijającą się dziedziną, która odgrywa kluczową rolę w opiece zdrowotnej. Wczesna diagnoza i leczenie chorób psychicznych u dzieci i młodzieży może nie tylko pomóc w krótkim okresie, ale także położyć podwaliny pod lepsze zdrowie psychiczne w wieku dorosłym.

Diagnoza jest szczególnym wyzwaniem w psychiatrii dzieci i młodzieży. Dzieci i młodzież często nie potrafią werbalizować swoich objawów tak wyraźnie jak dorośli, a ich objawy często manifestują się inaczej w zależności od etapu rozwoju. Dlatego specjaliści w tej dziedzinie są przeszkoleni w zakresie korzystania z różnych narzędzi i technik diagnostycznych, od standardowych testów po pogłębione wywiady z rodzicami i innymi ważnymi osobami w życiu dziecka, aby uzyskać kompleksowy obraz zdrowia psychicznego.

Podejścia do leczenia są tak zróżnicowane, jak rodzaje diagnozowanych zaburzeń. Nierzadko stosuje się połączenie leków i psychoterapii. W związku z tym kluczowe znaczenie mają zindywidualizowane plany leczenia, ponieważ każde dziecko i rodzina są wyjątkowe. Rola rodziny jest szczególnie ważna, wykraczając daleko poza zwykły "system wsparcia". Członkowie rodziny są często aktywnie zaangażowani w terapię, ponieważ mogą zarówno przyczynić się do problemu, jak i być integralną częścią rozwiązania.

Ponieważ wiele z tych zaburzeń ma nie tylko aspekty psychologiczne, ale także edukacyjne, społeczne i medyczne, współpraca multidyscyplinarna jest często niezbędna do osiągnięcia sukcesu terapeutycznego. Może ona obejmować pediatrów, pracowników socjalnych, nauczycieli, a nawet prawników, w zależności od konkretnych potrzeb danego przypadku.

Wczesne wykrywanie i zapobieganie są również kluczowe i stanowią ważną część pracy w psychiatrii dzieci i młodzieży. Poprzez programy szkolne, edukację rodziców i kampanie uświadamiające społeczeństwo można wcześnie wykryć oznaki zaburzeń psychicznych i podjąć odpowiednie działania. Badania w tym obszarze mają na celu lepsze zrozumienie mechanizmów stojących za chorobami psychicznymi i opracowanie coraz skuteczniejszych form terapii.

Ogólnie rzecz biorąc, psychiatria dzieci i młodzieży ma wyjątkowe i krytyczne zadanie nie tylko promowania zdrowia psychicznego na bardzo wrażliwym etapie życia, ale także tworzenia podstaw dla przyszłego dobrostanu psychicznego dorastających osób. Niestety, nie zawsze się to udaje.

Definicja zdrowia psychicznego

Definicja zdrowia psychicznego różni się w zależności od dyscypliny naukowej, kultury i indywidualnego rozumienia. Ogólnie jednak zdrowie psychiczne odnosi się do stanu emocjonalnego i psychicznego dobrostanu, w którym dana osoba jest w stanie wykorzystywać swoje zdolności poznawcze, radzić sobie z normalnymi wymaganiami codziennego życia, utrzymywać produktywne relacje i budować pewnego rodzaju odporność na stres i inne wyzwania.

Światowa Organizacja Zdrowia (WHO) definiuje zdrowie psychiczne jako "stan dobrego samopoczucia, w którym jednostki są w stanie realizować własne możliwości, radzić sobie z normalnym stresem życiowym, pracować produktywnie i owocnie oraz wnosić wkład w życie społeczności". Definicja ta podkreśla pozytywny wymiar zdrowia psychicznego, opisując je nie tylko jako brak choroby lub niepełnosprawności, ale jako zasób umożliwiający prowadzenie spełnionego życia.

Należy podkreślić, że zdrowie psychiczne nie jest po prostu przeciwieństwem choroby psychicznej. Ktoś może mieć zdiagnozowane problemy ze zdrowiem psychicznym i nadal być zdrowy psychicznie w wielu obszarach. Podobnie, można nie mieć zdiagnozowanej choroby psychicznej, ale nadal zaniedbywać pewne aspekty zdrowia psychicznego, takie jak zdolność do skutecznego radzenia sobie ze stresem lub utrzymywania znaczących relacji.

Zdrowie psychiczne jest dynamicznym stanem, na który wpływa wiele czynników, w tym predyspozycje genetyczne, osobiste doświadczenia życiowe, edukacja, środowisko pracy i wsparcie społeczne. Nie jest statyczne i może zmieniać się przez całe życie w odpowiedzi na różne wydarzenia i okoliczności.

Dlatego też promocja zdrowia psychicznego często obejmuje szeroki zakres strategii, od środków zapobiegawczych, takich jak zarządzanie stresem i równowaga między życiem zawodowym a prywatnym, po interwencje terapeutyczne w przypadku istniejących chorób psychicznych. Celem jest promowanie indywidualnej odporności i tworzenie wspierającego środowiska społecznego, które umożliwia ludziom osiągnięcie pełnego zdrowia psychicznego.

Różnica między zdrowiem psychicznym a chorobą psychiczną

Zdrowie psychiczne i choroba psychiczna to dwa pojęcia, które choć powiązane, reprezentują różne aspekty ludzkiego doświadczenia.

Zdrowie psychiczne jest często definiowane jako pozytywny stan dobrego samopoczucia emocjonalnego i psychicznego. Obejmuje ono zdolność do radzenia sobie ze stresem, utrzymywania relacji i uczestniczenia w życiu społecznym i zawodowym. Z drugiej strony, choroba psychiczna to negatywny stan charakteryzujący się objawami takimi jak lęk, depresja, zaburzenia

obsesyjno-kompulsywne lub inne zaburzenia emocjonalne i poznawcze.

Zdrowie psychiczne jest raczej kontinuum niż stanem
stałym. Osoba może być zdrowa psychicznie w niektórych obszarach i mieć problemy w innych. Choroba
psychiczna jest często uważana za konkretne zaburzenie z możliwymi do zdiagnozowania kryteriami,
chociaż istnieje spektrum jej nasilenia. Zdrowie psychiczne jest promowane poprzez szereg środków zapobiegawczych, takich jak zdrowe odżywianie, aktywność fizyczna, wsparcie społeczne i radzenie sobie ze
stresem.

Z drugiej strony, choroby psychiczne często wymagają
specjalnego leczenia medycznego i/lub terapeutycznego w zależności od diagnozy i stopnia zaawansowania choroby.

Zdrowie psychiczne jest często postrzegane jako stan,
na który wpływ ma poczucie dobrostanu jednostki, a
także czynniki społeczne i kulturowe. Chociaż na
chorobę psychiczną mogą również wpływać czynniki
społeczne i kulturowe, często jest ona wynikiem
złożonej interakcji czynników genetycznych, neuroche-
micznych i środowiskowych.

Choroba psychiczna często wiąże się z piętnem
społecznym, które nie dotyczy w równym stopniu
szerszej koncepcji zdrowia psychicznego. Piętno to
może wpływać na chęć poszukiwania leczenia lub u-
jawnienia choroby.

Choroby psychiczne mają zwykle jasne kryteria diagnostyczne i są często identyfikowane na podstawie oceny klinicznej i ewentualnie testów. Zdrowie psychiczne jest bardziej subiektywną koncepcją, dla której nie ma standardowych narzędzi pomiarowych, chociaż istnieją różne skale i kwestionariusze do oceny dobrostanu emocjonalnego i psychicznego.

Podczas gdy zdrowie psychiczne ma szeroki wpływ na jakość życia, wpływając na wszystkie aspekty codziennego funkcjonowania, choroba psychiczna może poważnie ograniczać niektóre obszary życia, w zależności od charakteru i ciężkości stanu. Zdrowie psychiczne jest stanem dynamicznym, który może zmieniać się w czasie, podczas gdy choroby psychiczne są często stanami przewlekłymi, które wymagają długotrwałego leczenia, chociaż istnieją również ostre choroby psychiczne.

Częstotliwość i rozkład

Na rozpowszechnienie i częstość występowania chorób psychicznych ma wpływ wiele czynników, w tym położenie geograficzne, cechy demograficzne populacji, dostęp do usług zdrowotnych i normy kulturowe.

Według Światowej Organizacji Zdrowia (WHO) choroby psychiczne są jedną z głównych przyczyn chorób i niepełnosprawności na całym świecie. Szacuje się, że około 450 milionów ludzi na całym świecie cierpi na jakąś formę choroby psychicznej.

Depresja i zaburzenia lękowe należą do najczęściej diagnozowanych chorób psychicznych. WHO szacuje, że ponad 260 milionów ludzi na całym świecie cierpi na zaburzenia lękowe, a około 264 miliony na depresję. Schizofrenia, choroba afektywna dwubiegunowa, zaburzenia osobowości, zaburzenia obsesyjno-kompulsywne i zespół stresu pourazowego to inne przykłady chorób psychicznych, które, choć mniej powszechne niż depresja i stany lękowe, mogą mieć znaczący wpływ na dotknięte nimi osoby i ich otoczenie.

Chociaż choroby psychiczne mogą wystąpić w każdej grupie wiekowej, istnieją pewne etapy życia, w których podatność na nie jest zwiększona, takie jak okres dojrzewania i starość. Diagnozy takie jak ADHD i zaburzenia ze spektrum autyzmu stają się coraz bardziej powszechne u nastolatków.

Kobiety są bardziej narażone na niektóre choroby psychiczne, takie jak depresja i zaburzenia lękowe, podczas gdy mężczyźni częściej nadużywają substancji psychoaktywnych i przejawiają zachowania antyspołeczne.

Wskaźniki rozpowszechnienia chorób psychicznych mogą różnić się w zależności od kultury i regionu. Na przykład wskaźniki depresji są wyższe w niektórych krajach zachodnich niż w innych częściach świata, ale może to być również spowodowane różnymi kryteriami diagnostycznymi i postawami społecznymi.

Wydarzenia takie jak pandemia COVID-19 spowodowały znaczny wzrost chorób psychicznych, takich jak lęk i depresja. Takie globalne kryzysy mogą zaostrzać istniejące choroby i tworzyć nowe przypadki.

Pomimo wysokich wskaźników rozpowszechnienia, zdrowie psychiczne często pozostaje zaniedbanym obszarem w systemie opieki zdrowotnej. Wiele osób nie otrzymuje diagnozy ani leczenia, co pogarsza sytuację. Stygmatyzacja chorób psychicznych wywołuje efekt domina. Priorytety opieki zdrowotnej są również często ustalane w innym kierunku. W wielu krajach finansowanie opieki nad zdrowiem psychicznym jest niewystarczające w porównaniu z medycyną somatyczną. Może się to objawiać mniejszą liczbą specjalistów, ograniczoną dostępnością opcji leczenia i dłuższym czasem oczekiwania pacjentów. Ze względu na powyższe czynniki, choroby psychiczne są często niezdiagnozowane lub nieodpowiednio leczone, co w dłuższej perspektywie skutkuje zarówno kosztami indywidualnymi, jak i społecznymi.

Wysoka częstość występowania chorób psychicznych ma również znaczące konsekwencje ekonomiczne, w tym utratę produktywności, zwiększone koszty opieki zdrowotnej i obciążenie systemów społecznych.

Model biopsychospołeczny

Model biopsychospołeczny to integracyjne podejście do badania zdrowia i choroby, które uwzględnia czynniki biologiczne, psychologiczne i społeczne jako elementy współdziałające w rozwoju i utrzymaniu choroby. Model ten został po raz pierwszy wprowadzony przez psychiatrę George'a Engela w 1977 roku i stanowi rozszerzenie tradycyjnego modelu biomedycznego, który koncentruje się przede wszystkim na biologicznych przyczynach chorób.

Czynniki biologiczne odnoszą się do fizycznych aspektów danej osoby, które wpływają na jej zdrowie i samopoczucie. Obejmują one predyspozycje genetyczne, procesy neurochemiczne w mózgu, poziomy hormonów i inne mechanizmy fizjologiczne. Na przykład w odniesieniu do chorób psychicznych czynniki biologiczne mogą odgrywać rolę w rozwoju depresji poprzez brak równowagi neurochemicznej lub w rozwoju schizofrenii poprzez predyspozycje genetyczne.

Czynniki psychologiczne obejmują myśli, uczucia, postawy i zachowania, które mogą wpływać na zdrowie. Obejmują one na przykład zarządzanie stresem, obraz siebie, regulację emocjonalną i zniekształcenia poznawcze. Na przykład, jeśli chodzi o choroby psychiczne, negatywny obraz siebie może przyczynić się do rozwoju lub pogorszenia depresji, podczas gdy zaburzenia lękowe są często związane z pewnymi wzorcami zachowań i skojarzeniami myślowymi.

Czynniki społeczne odnoszą się do zewnętrznych okoliczności i relacji, które wpływają na dobrostan jednostki. Obejmują one status społeczno-ekonomiczny, edukację, kulturę, strukturę rodziny i wsparcie społeczne. Czynniki te mogą mieć zarówno ochronny, jak i szkodliwy wpływ. Na przykład silna sieć społeczna może chronić przed chorobami psychicznymi, podczas gdy izolacja społeczna lub dyskryminacja mogą zwiększać prawdopodobieństwo wystąpienia choroby.

Model biopsychospołeczny podkreśla, że te trzy poziomy oddziałują na siebie w złożony i dynamiczny sposób. Na przykład genetyczny brak równowagi neuroprzekaźników (czynnik biologiczny) może zwiększać prawdopodobieństwo wystąpienia zaburzeń lękowych wywołanych przez stresujące wydarzenia życiowe (czynnik społeczny) i wzmocnionych przez negatywne wzorce myślowe (czynnik psychologiczny).

To integracyjne podejście ma znaczące implikacje dla diagnozowania, leczenia i zapobiegania chorobom, w tym chorobom psychicznym. Promuje holistyczne podejście, które nie tylko koncentruje się na leczeniu objawów, ale także uwzględnia różne czynniki wpływające na rozwój i utrzymanie chorób. W ten sposób model biopsychospołeczny umożliwia bardziej kompleksową i zindywidualizowaną opiekę zdrowotną.

Stygmatyzacja i jej konsekwencje

Stygmatyzacja chorób psychicznych jest głęboko zakorzenionym zjawiskiem społecznym, które może mieć poważne konsekwencje zarówno dla osób dotkniętych chorobą, jak i dla całego społeczeństwa. Występuje, gdy osoby z chorobami psychicznymi są dyskryminowane lub napiętnowane z powodu swojej diagnozy. Skutki stygmatyzacji mogą być wielorakie i wpływać na kilka obszarów życia:

Piętno może prowadzić do niskiej samooceny i negatywnego postrzegania siebie. Niektóre osoby dotknięte tą chorobą internalizują piętno społeczne, które nazywane jest "stygmatyzacją" i może prowadzić do postrzegania siebie jako mniej wartościowych lub mniej zdolnych.

Z obawy przed dyskryminacją lub odrzuceniem, wiele osób cierpiących na choroby psychiczne wycofuje się z kontaktów społecznych. To często nasila objawy i może prowadzić do dalszej izolacji i samotności.

Piętno może przejawiać się w różnych formach dyskryminacji, zarówno w poszukiwaniu pracy, zatrudnieniu, jak i dostępie do usług i udogodnień. Piętno może prowadzić do tego, że osoby cierpiące na choroby psychiczne nie mają odpowiedniego dostępu do opieki medycznej i terapii. Niektórzy niechętnie szukają profesjonalnej pomocy lub spotykają się z niezrozumieniem i uprzedzeniami ze strony pracowników służby zdrowia.

Stres związany z piętnem może pogorszyć objawy choroby psychicznej i znacznie utrudnić proces powrotu do zdrowia. Z powodu stygmatyzacji wiele osób cierpiących na choroby psychiczne rezygnuje z odpowiedniej diagnozy i leczenia, co może prowadzić do pogorszenia ich stanu zdrowia i zwiększenia kosztów ponoszonych przez system opieki zdrowotnej.

Zdrowie psychiczne jest często pomijane w agendzie politycznej, co z kolei prowadzi do niewystarczających inwestycji w badania i opiekę. Brak leczenia i zmniejszony potencjał zarobkowy osób cierpiących na choroby psychiczne może powodować znaczne straty ekonomiczne, zarówno pod względem bezpośrednich kosztów leczenia, jak i utraconej produktywności.

Edukacja i podnoszenie świadomości są niezbędne do zwalczania negatywnych skutków stygmatyzacji. Ponadto, w celu poprawy warunków osób cierpiących na choroby psychiczne, potrzebne są odpowiednie polityki, w tym przepisy antydyskryminacyjne i lepsze programy szkoleniowe dla pracowników służby zdrowia.

Przyczyny i czynniki ryzyka

Choroby psychiczne mają zwykle złożoną etiologię, na którą składa się wiele różnych czynników.

Niektóre choroby psychiczne, takie jak schizofrenia czy choroba afektywna dwubiegunowa, mają silne podłoże genetyczne. Badania rodzinne wykazały, że ryzyko wystąpienia niektórych zaburzeń wzrasta, jeśli bliscy krewni również są nimi dotknięci. Odchylenia w neurochemii, na przykład w równowadze serotoniny lub dopaminy, mogą prowadzić do chorób psychicznych, takich jak depresja lub zaburzenia lękowe. Pewną rolę mogą również odgrywać nieprawidłowości strukturalne w mózgu. Wahania hormonalne, na przykład w okresie dojrzewania, ciąży lub menopauzy, mogą wywoływać lub nasilać objawy psychiczne.

Nadużycia, przemoc lub inne traumatyczne wydarzenia, zwłaszcza w dzieciństwie, mogą zwiększać ryzyko chorób psychicznych. Przewlekły stres i nieskuteczne strategie radzenia sobie z nim mogą prowadzić do pogorszenia stanu zdrowia psychicznego. Negatywne wzorce myślenia i zniekształcenia poznawcze mogą przyczyniać się do szeregu chorób psychicznych, zwłaszcza zaburzeń lękowych i depresji.

Ubóstwo i niski status społeczno-ekonomiczny są w równym stopniu związane ze zwiększonym ryzykiem niektórych chorób psychicznych. Brak wsparcia społecznego może zwiększać ryzyko chorób psychicznych, podczas gdy silna sieć społeczna może działać jako bufor chroniący przed problemami ze zdrowiem psychicznym.

Piętno kulturowe i związane z nim oczekiwania społeczne mogą również powodować stres i zwiększać ryzyko chorób psychicznych.

Należy podkreślić, że czynniki te często oddziałują na siebie w złożony i interaktywny sposób. Na przykład genetyczne predyspozycje do zaburzeń lękowych mogą zostać wywołane przez stresujące wydarzenie życiowe i dodatkowo wzmocnione przez negatywne strategie radzenia sobie.

Ponieważ przyczyny są tak różnorodne i współzależne, diagnoza i leczenie chorób psychicznych zwykle wymaga podejścia multidyscyplinarnego, które może obejmować połączenie terapii lekowej, psychoterapii i wsparcia społecznego.

Czynniki genetyczne

Czynniki genetyczne odgrywają ważną rolę w wielu chorobach psychicznych. Rzadko jednak zdarza się, że pojedynczy gen jest odpowiedzialny za rozwój choroby psychicznej. Raczej kilka genów często oddziałuje ze sobą i z czynnikami środowiskowymi.

Na większość chorób psychicznych wpływa wiele genów, z których każdy ma niewielki wpływ na ogólne ryzyko wystąpienia zaburzenia. Ta koncepcja dziedziczenia poligenowego sugeruje, że liczne warianty genetyczne mogą działać razem, zwiększając podatność na określone zaburzenie.

Czynniki genetyczne mogą modulować wrażliwość na czynniki środowiskowe. Na przykład osoby z genetyczną predyspozycją do depresji mogą być bardziej podatne na negatywne skutki stresu lub traumatycznych doświadczeń.

Epigenetyka zajmuje się zmianami w ekspresji genów, które są spowodowane wpływami środowiskowymi, a nie zmianami w samej sekwencji DNA. Stres, odżywianie i inne czynniki mogą pozostawiać ślady epigenetyczne, które wpływają na aktywność niektórych genów, a tym samym przyczyniają się do rozwoju chorób psychicznych.

Badania z udziałem rodzin, a zwłaszcza bliźniąt jednojajowych, oferują ważny wgląd w genetyczne podłoże chorób psychicznych. Kiedy bliźnięta jednojajowe mają wyższy wskaźnik zgodności dla określonego zaburzenia niż bliźnięta braterskie, jest to często interpretowane jako wskazanie silnego komponentu genetycznego.

Badania asocjacyjne całego genomu (GWAS) porównują genomy wielu osób w celu zidentyfikowania wariantów genetycznych związanych z konkretną chorobą. Chociaż badania te mogą zidentyfikować ważne markery genetyczne, często wyjaśniają one tylko niewielką część podatności genetycznej na daną chorobę.

Zrozumienie genetycznych podstaw chorób psychicznych może pomóc w opracowaniu spersonalizowanych strategii leczenia. Na przykład, leki mogłyby być specjalnie dostosowane do budowy genetycznej danej osoby, aby zwiększyć skuteczność leczenia i zminimalizować skutki uboczne.

Ogólnie rzecz biorąc, rola czynników genetycznych w chorobach psychicznych jest złożona i modulowana przez szereg innych czynników, w tym środowisko, doświadczenie życiowe i indywidualną odporność. Wzajemne oddziaływanie tych różnych elementów sprawia, że badanie i leczenie chorób psychicznych jest szczególnie złożonym zadaniem.

Czynniki środowiskowe

Czynniki środowiskowe mają znaczący wpływ na rozwój i przebieg chorób psychicznych. Często wchodzą one w interakcje z czynnikami genetycznymi i psychologicznymi, co zwiększa złożoność przyczyn chorób psychicznych.

Traumatyczne doświadczenia z dzieciństwa, takie jak przemoc fizyczna, emocjonalna lub seksualna, mogą mieć długoterminowe skutki psychologiczne, w tym zwiększone ryzyko depresji, zaburzeń lękowych i zespołu stresu pourazowego. Styl rodzicielski rodzica, w tym wsparcie emocjonalne i struktura, jaką zapewnia, może mieć znaczący wpływ na zdrowie psychiczne dziecka.

Niski status społeczno-ekonomiczny i brak dostępu do wysokiej jakości edukacji mogą powodować stres i zwiększać ryzyko różnych chorób psychicznych. Brak bezpieczeństwa i stres związany z bezrobociem lub toksycznym środowiskiem pracy może również wywoływać lub nasilać choroby psychiczne.

Brak wsparcia społecznego może prowadzić do poczucia samotności i podatności na choroby psychiczne, takie jak depresja i zaburzenia lękowe. Problemy w relacjach z rodziną, przyjaciółmi lub partnerami mogą powodować stres i wywoływać lub nasilać objawy zdrowia psychicznego.

Wypadki, klęski żywiołowe lub straty osobiste mogą wywoływać ostre reakcje stresowe i długoterminowe problemy ze zdrowiem psychicznym, takie jak zespół stresu pourazowego. Nawet pozornie niewielkie stresory, takie jak stres egzaminacyjny, przeprowadzka lub wyzwania zawodowe, mogą narastać i mieć negatywny wpływ na zdrowie psychiczne.

Stygmatyzacja chorób psychicznych może prowadzić do tego, że ludzie nie szukają pomocy, a tym samym pozostają w stanie, który zaostrza ich objawy. Oczekiwania i normy kulturowe mogą wywierać presję, a tym samym przyczyniać się do rozwoju chorób psychicznych, takich jak zaburzenia odżywiania lub zaburzenia lękowe.

Używanie substancji psychoaktywnych może zwiększać ryzyko rozwoju choroby psychicznej i nasilać istniejące objawy. Istnieją pewne dowody na to, że narażenie na pewne toksyny, takie jak metale ciężkie w dzieciństwie, może zwiększać ryzyko rozwoju choroby psychicznej.

Ponieważ czynniki środowiskowe są wieloaspektowe i wzajemnie powiązane, kluczowe jest przyjęcie kompleksowego podejścia do diagnozowania i leczenia chorób psychicznych. Powinno ono obejmować połączenie farmakoterapii, psychoterapii i interwencji środowiskowych w celu zaspokojenia indywidualnych potrzeb osób dotkniętych chorobą.

Traumatyczne wydarzenia

Zdarzenia traumatyczne to szczególne rodzaje czynników środowiskowych, które mogą mieć głęboki wpływ na zdrowie psychiczne. Obejmują one ostre, nagłe zdarzenia, takie jak klęski żywiołowe, akty przemocy lub poważne wypadki, ale także długotrwałe lub powtarzające się doświadczenia, takie jak nadużycia lub doświadczenia wojenne. Konsekwencje psychologiczne mogą być różnorodne i wahać się od ostrych reakcji na stres do przewlekłych stanów, takich jak zespół stresu pourazowego (PTSD).

Natychmiast po traumatycznym wydarzeniu ludzie mogą doświadczyć ostrej reakcji na stres, która może obejmować zarówno objawy fizyczne, takie jak drżenie lub szybkie bicie serca, jak i objawy psychologiczne, takie jak dezorientacja lub odrętwienie emocjonalne. Jeśli reakcja ta nie ustępuje lub nasila się, może przekształcić się w poważniejszą chorobę psychiczną, taką jak PTSD.

Zespół stresu pourazowego (PTSD) to choroba psychiczna, która może wystąpić po doświadczeniu lub byciu świadkiem traumatycznego wydarzenia. Objawy obejmują retrospekcje, koszmary senne, nadmierny niepokój związany ze wspomnieniami traumy i zachowania związane z unikaniem.

Złożona postać PTSD często rozwija się po długotrwałym lub powtarzającym się narażeniu na traumatyczne wydarzenia, takie jak długotrwałe znęcanie się lub tortury. Charakteryzuje się dodatkowymi objawami, takimi jak odrętwienie emocjonalne, wyobcowanie i trudności z regulacją afektu.

Traumatyczne wydarzenia mogą również sprzyjać rozwojowi lub zaostrzeniu innych chorób psychicznych, takich jak depresja, zaburzenia lękowe lub uzależnienia. Nie u każdego, kto doświadczył traumatycznego wydarzenia, rozwija się zaburzenie psychiczne. Czynniki takie jak wsparcie społeczne, wcześniejsze doświadczenia życiowe i indywidualne strategie radzenia sobie mogą zwiększyć odporność na psychologiczne skutki traumy.

Społeczne postrzeganie traumy i wynikające z niej piętno może wpływać na chęć szukania pomocy, a także na sam proces leczenia. Normy kulturowe mogą również wpływać na sposób, w jaki jednostki doświadczają i przetwarzają traumatyczne wydarzenia.

Czynniki biologiczne, takie jak brak równowagi chemicznej w mózgu

Czynniki biologiczne, zwłaszcza brak równowagi chemicznej w mózgu, odgrywają kluczową rolę w rozwoju i utrzymywaniu się niektórych chorób psychicznych. Neuroprzekaźniki, chemiczne przekaźniki układu nerwowego, są często bezpośrednio zaangażowane w symptomatologię zaburzeń psychicznych. Oto niektóre z najważniejszych aspektów, które należy wziąć pod uwagę w odniesieniu do czynników biologicznych i chorób psychicznych:

Neuroprzekaźniki i hormony

- Serotonina: Niedobór lub brak równowagi tego neuroprzekaźnika jest często związany z depresją, lękiem i zaburzeniami snu. Wiele leków przeciwdepresyjnych działa poprzez hamowanie wychwytu zwrotnego serotoniny w komórkach nerwowych, co zwiększa jej dostępność w szczelinie synaptycznej.
- Dopamina: Ten neuroprzekaźnik ma kluczowe znaczenie dla uczucia nagrody i przyjemności i odgrywa rolę w zaburzeniach takich jak schizofrenia i niektóre uzależnienia.

- Norepinefryna: Bierze udział w regulacji reakcji na stres i nastroju, brak równowagi może prowadzić do zaburzeń lękowych i depresji.
- Kortyzol: "hormon stresu" jest często podwyższony w stanach przewlekłego stresu i wynikających z niego chorób psychicznych, takich jak wypalenie zawodowe lub zaburzenia lękowe.

Struktura i funkcja mózgu

- Kora przedczołowa: odpowiada za funkcje wykonawcze, takie jak podejmowanie decyzji i kontrola impulsów. Dysfunkcje w tym obszarze są często związane z zespołem nadpobudliwości psychoruchowej z deficytem uwagi (ADHD) i niektórymi zaburzeniami osobowości.
- Ciało migdałowate: Ten obszar mózgu ma kluczowe znaczenie dla przetwarzania emocji i jest często związany z zaburzeniami lękowymi i zespołem stresu pourazowego.
- Hipokamp: odgrywa rolę w przechowywaniu wspomnień i regulacji reakcji na stres. Zmiany w tym regionie często występują w depresji i PTSD.

Czynniki genetyczne

Mimo że nie istnieją "geny chorób psychicznych", czynniki genetyczne mogą zwiększać ryzyko ich wystąpienia. Często są to zaburzenia wielogenowe, w których kilka genów w połączeniu z czynnikami środowiskowymi zwiększa ryzyko.

Znajomość czynników biologicznych umożliwia opracowywanie leków, które w szczególny sposób wpływają na procesy neurochemiczne. Leki przeciwdepresyjne, przeciwpsychotyczne i inne mogą przynosić ulgę w objawach, ale często wiążą się z ryzykiem wystąpienia skutków ubocznych.

Czynniki biologiczne rzadko działają w izolacji, ale wchodzą w interakcje z czynnikami psychologicznymi, społecznymi i środowiskowymi. Tak zwany model biopsychospołeczny próbuje uchwycić te złożone interakcje i służy jako podstawa holistycznego podejścia do terapii.

Zrozumienie czynników biologicznych i ich roli w chorobach psychicznych jest dynamiczną dziedziną badań, która stale generuje nową wiedzę. Odkrycia te są niezbędne do opracowania bardziej skutecznych i ukierunkowanych strategii leczenia.

Interakcje między czynnikami ryzyka

Rozwój i utrzymywanie się chorób psychicznych jest procesem, na który wpływa wiele różnych czynników. Często to nie pojedyncze czynniki ryzyka wywołują lub zaostrzają chorobę, ale wzajemne oddziaływanie różnych elementów ze sfery biologicznej, psychologicznej i społecznej.

Ryzyko wystąpienia wielu chorób psychicznych zależy od kombinacji czynników genetycznych i środowiskowych. Na przykład osoby z genetyczną predyspozycją do depresji mogą rozwinąć tę chorobę, jeśli są narażone na pewne stresujące wydarzenia życiowe. W takich przypadkach czynniki genetyczne i środowiskowe wzajemnie się wzmacniają.

Przewlekły stres może mieć znaczący wpływ na zdrowie fizyczne, w tym zmiany poziomu hormonów i aktywności neuroprzekaźników w mózgu. Te zmiany biologiczne mogą z kolei zwiększać ryzyko rozwoju lub pogorszenia chorób psychicznych, od zaburzeń lękowych po depresję.

Środowisko społeczne może zarówno nasilać, jak i łagodzić objawy choroby psychicznej. Wycofanie społeczne, często będące konsekwencją stygmatyzacji chorób psychicznych, może zwiększać poczucie izolacji i prowadzić do pogorszenia objawów. Z drugiej strony, wspierająca społeczność może służyć jako bufor przed negatywnymi skutkami choroby.

Zdolność do radzenia sobie ze stresującymi lub traumatycznymi wydarzeniami (odporność) zależy od kombinacji czynników osobistych, społecznych i biologicznych. Brak odporności może nasilać skutki traumy i zwiększać ryzyko rozwoju zespołu stresu pourazowego lub innych chorób psychicznych.

Czynniki poznawcze, takie jak przekonania, postrzeganie siebie i wzorce myślenia, silnie oddziałują z innymi czynnikami ryzyka. Na przykład negatywne przekonania mogą zwiększać poczucie bezradności podczas stresujących wydarzeń, co z kolei może zwiększać ryzyko rozwoju depresji.

Choroba psychiczna jest zwykle wynikiem oddziaływania wielu różnych czynników. Nawet w przypadkach, w których istnieje wyraźne podłoże biologiczne, jak w niektórych formach schizofrenii, czynniki psychospołeczne często również odgrywają decydującą rolę.

Ze względu na złożone interakcje między różnymi czynnikami ryzyka, multidyscyplinarne, holistyczne podejście do diagnozy i leczenia chorób psychicznych jest często najbardziej skuteczne. Tylko poprzez zrozumienie tych złożonych interakcji terapeuci i lekarze mogą opracować ukierunkowane i kompleksowe plany leczenia.

Aspekty społeczne i kulturowe

Aspekty społeczne i kulturowe odgrywają ważną rolę w rozwoju, manifestacji i leczeniu chorób psychicznych. Aspekty te są głęboko zakorzenione w normach, wartościach i oczekiwaniach społeczeństwa i mogą być zarówno czynnikami ochronnymi, jak i czynnikami ryzyka dla zdrowia psychicznego.

W wielu kulturach choroba psychiczna jest stygmatyzowana lub stanowi tabu, co prowadzi do tego, że osoby cierpiące na nią nie szukają profesjonalnej pomocy lub milczą na temat swoich objawów. Choroba jest postrzegana jako słabość i porażka. Strach przed wykluczeniem społecznym może być istotną przeszkodą w dostępie do leczenia i może zaostrzyć przebieg choroby.

Role i oczekiwania stawiane płci przez społeczeństwo mogą mieć również wpływ na zdrowie psychiczne. Na przykład presja społeczna na dostosowanie się do pewnych ideałów męskości lub kobiecości może powodować stres i niepokój, co może mieć negatywny wpływ na zdrowie psychiczne.

Ubóstwo i niski status społeczno-ekonomiczny są istotnymi czynnikami ryzyka wielu rodzajów chorób psychicznych. Stres spowodowany brakiem bezpieczeństwa finansowego i ograniczonym dostępem do wysokiej jakości opieki zdrowotnej może zwiększyć prawdopodobieństwo wystąpienia choroby psychicznej lub zaostrzyć istniejące objawy.

W niektórych kulturach choroba psychiczna jest postrzegana jako wynik duchowych lub moralnych niepowodzeń, co może utrudniać dostęp do terapii opartych na nauce. W innych kulturach preferowane są alternatywne metody leczenia, które nie zawsze są zgodne z podejściem medycznym opartym na dowodach.

Orientacja danej kultury na wartości zbiorowe lub indywidualne może wpływać na sposób postrzegania i leczenia chorób psychicznych. W kulturach kolektywistycznych rodzina może odgrywać główną rolę w radzeniu sobie z chorobą, podczas gdy w kulturach indywidualistycznych nacisk kładzie się bardziej na autonomię jednostki i samorealizację.

Sposób, w jaki zorganizowany jest system opieki zdrowotnej, w tym finansowanie i dostępność usług w zakresie zdrowia psychicznego, jest kolejnym aspektem społecznym, który może wpływać na leczenie chorób psychicznych. Dobrze finansowany i dostępny system może zapewnić wczesne i skuteczne leczenie osobom dotkniętym chorobą, podczas gdy niedofinansowany system może mieć odwrotny skutek.

Uwzględnienie aspektów społecznych i kulturowych ma zasadnicze znaczenie dla holistycznego zrozumienia choroby psychicznej. Czynniki te mogą wpływać zarówno na zapobieganie, jak i leczenie i powinny być brane pod uwagę w kompleksowych podejściach terapeutycznych.

Typowe rodzaje chorób psychicznych

Zaburzenia depresyjne

Zaburzenia depresyjne to grupa chorób psychicznych charakteryzujących się uporczywym uczuciem smutku, beznadziei i zmniejszonym zainteresowaniem lub przyjemnością z czynności, które normalnie uważane są za przyjemne. Uczucia te wykraczają poza normalne wahania nastroju lub tymczasowe reakcje na wydarzenia życiowe i znacząco upośledzają zdolność danej osoby do codziennego funkcjonowania. Zaburzenia depresyjne mogą mieć różny stopień nasilenia i często mają charakter przewlekły lub nawracający.

Główne rodzaje zaburzeń depresyjnych

- Duża depresja (znana również jako depresja jednobiegunowa): Jest to najbardziej znana forma zaburzenia depresyjnego. Charakteryzuje się głębokim smutkiem, brakiem energii i zainteresowania oraz problemami ze snem i apetytem.
- Dystymia (znana również jako uporczywe zaburzenie depresyjne): Ta forma jest mniej poważna niż duża depresja, ale trwa dłużej, często przez lata. Objawy są podobne, ale zwykle mniej intensywne.
- Choroba afektywna dwubiegunowa: Chociaż nie jest klasyfikowana wyłącznie jako zaburzenie depresyjne, choroba afektywna

dwubiegunowa obejmuje epizody depresyjne jako jeden z jej biegunów. Drugi biegun charakteryzuje się epizodami maniakalnymi lub hipomaniakalnymi.

- Sezonowe zaburzenie afektywne (SAD): Zwykle występuje w ciemniejszych miesiącach i ustępuje wiosną i latem. Jest to związane z brakiem światła słonecznego.
- Depresja poporodowa: Ta forma depresji może wystąpić po urodzeniu dziecka i jest bardziej intensywna i długotrwała niż "baby blues", którego wiele kobiet doświadcza wkrótce po porodzie.

Przyczyny i czynniki ryzyka

Przyczyny zaburzeń depresyjnych są złożone i nie można ich zredukować do jednego czynnika. Są one wynikiem wzajemnego oddziaływania czynników biologicznych, psychologicznych i społecznych, które mogą mieć różny wpływ na poszczególne osoby.

Czynniki biologiczne są jednym z kluczowych aspektów, które mogą odgrywać rolę w rozwoju depresji. Często wspomina się o neuroprzekaźnikach, takich jak serotonina, dopamina i noradrenalina, których brak równowagi w mózgu może wpływać na nastrój i samopoczucie. Zmiany hormonalne, na przykład podczas ciąży, menopauzy lub w wyniku choroby, mogą również sprzyjać depresji.

Innym ważnym czynnikiem biologicznym są predyspozycje genetyczne. Osoby, u których w rodzinie występowały zaburzenia depresyjne, mają zwiększone ryzyko zachorowania na depresję. Wskazuje to na możliwe predyspozycje genetyczne, chociaż konkretne geny odpowiedzialne za rozwój depresji nie zostały jeszcze jednoznacznie zidentyfikowane.

Na poziomie psychologicznym trauma, przewlekły stres i inne stresujące wydarzenia życiowe, takie jak utrata krewnego, rozwód lub bezrobocie, mogą prowadzić do objawów depresji. Indywidualna odporność, tj. zdolność do radzenia sobie ze stresem psychologicznym, odgrywa tutaj decydującą rolę. Czynniki poznawcze, w tym negatywne wzorce myślenia i niska samoocena, mogą również przyczyniać się do rozwoju i utrzymywania się depresji.

Nie należy również zaniedbywać wymiaru społecznego. Izolacja społeczna i brak wspierającej sieci społecznej mogą nasilać lub wywoływać objawy depresji. Normy kulturowe i społeczne, które na przykład regulują wyrażanie emocji lub określają pewne oczekiwania dotyczące roli, mogą również wpływać na doświadczanie i wyrażanie objawów depresji.

Niektóre badania wskazują również na możliwą rolę czynników związanych ze stylem życia, takich jak dieta, ćwiczenia i wzorce snu. Na przykład brak aktywności fizycznej jest często związany ze zwiększonym ryzykiem depresji, podczas gdy zbilansowana dieta i wystarczająca ilość snu są uważane za czynniki zapobiegawcze.

Ogólnie rzecz biorąc, obraz przyczyn zaburzeń depresyjnych jest zatem niezwykle złożony. Kilka czynników może być obecnych w tym samym czasie i wchodzić ze sobą w interakcje, a ich znaczenie może się różnić w zależności od osoby. Ta złożoność utrudnia opracowanie uniwersalnej teorii przyczyn zaburzeń depresyjnych, ale także wyjaśnia, dlaczego indywidualne podejście terapeutyczne jest często najbardziej skuteczne.

Diagnoza i leczenie

Diagnoza zaburzenia depresyjnego jest zwykle stawiana na podstawie wywiadu klinicznego i standardowych kwestionariuszy. Opcje leczenia obejmują psychoterapię (na przykład terapię poznawczo-behawioralną), leki (takie jak leki przeciwdepresyjne) oraz, w ciężkich przypadkach, terapię elektrowstrząsową (ECT). Wybór leczenia zależy od rodzaju i nasilenia depresji, a także indywidualnych cech pacjenta.

Nieleczone zaburzenia depresyjne mogą mieć poważny wpływ na wszystkie obszary życia, od wyników w pracy po relacje i zdrowie fizyczne. Są one również związane ze zwiększonym ryzykiem samobójstwa i samookaleczenia.

Ze względu na złożoność choroby i mnogość obszarów życia, na które wpływa, zintegrowane podejście do leczenia, które uwzględnia zarówno aspekty medyczne, jak i psychospołeczne, jest zwykle najbardziej skuteczne.

Zaburzenia lękowe

Zaburzenia lękowe to kategoria chorób psychicznych charakteryzujących się nadmiernym i uporczywym niepokojem, zmartwieniem lub strachem. Emocje te są tak intensywne, że zakłócają codzienne funkcjonowanie i jakość życia osób nimi dotkniętych. Podczas gdy lęk jest normalną ludzką emocją i może być nawet korzystny w pewnych sytuacjach, w zaburzeniach lękowych jest on postrzegany jako nieproporcjonalny i trudny do kontrolowania.

Główne rodzaje zaburzeń lękowych

- Uogólnione zaburzenie lękowe (GAS): Osoby cierpiące na GAS doświadczają uporczywego i nadmiernego lęku lub zmartwień dotyczących różnych aspektów życia, takich jak praca, zdrowie lub relacje, często bez konkretnego czynnika wyzwalającego.
- Zaburzenie paniczne: Charakteryzuje się nawracającymi, nieoczekiwanymi atakami paniki, które są intensywne i często występują bez wyraźnego czynnika wyzwalającego. Strach przed kolejnymi atakami może powodować, że osoba cierpiąca unika pewnych miejsc lub sytuacji.

- Zaburzenie lęku społecznego (fobia społeczna): Obejmuje intensywny strach lub niepokój w sytuacjach społecznych lub związanych z występami, często z obawy przed negatywną oceną lub osądem.
- Fobie specyficzne: nadmierny i irracjonalny strach przed określonymi przedmiotami lub sytuacjami, takimi jak wysokość, pająki lub latanie.
- Zaburzenie obsesyjno-kompulsywne (OCD) i zespół stresu pourazowego (PTSD): Chociaż często klasyfikowane osobno, zaburzenia te mają lęk jako główny objaw i są czasami omawiane pod parasolem zaburzeń lękowych.

Przyczyny i czynniki ryzyka

Przyczyny zaburzeń lękowych są złożone i mogą obejmować kombinację czynników genetycznych, biologicznych, środowiskowych i psychologicznych. Traumatyczne doświadczenia, stres, historia rodzinna, a nawet niektóre schorzenia mogą przyczynić się do rozwoju lub zaostrzenia zaburzeń lękowych.

Diagnoza i leczenie

Diagnoza opiera się zwykle na ocenie klinicznej przeprowadzonej przez lekarza specjalistę lub psychologa i może być poparta standardowymi kwestionariuszami. Strategie leczenia różnią się w zależności od rodzaju zaburzenia lękowego i jego nasilenia, ale mogą obejmować terapię poznawczo-behawioralną, leki (takie jak leki przeciwdepresyjne lub anksjolityczne), a w niektórych przypadkach specjalistyczne formy terapii, takie jak terapia ekspozycyjna.

Bez odpowiedniego leczenia zaburzenia lękowe mogą znacząco wpływać na życie osobiste i zawodowe. Mogą prowadzić do izolacji społecznej, problemów w miejscu pracy, trudności akademickich, a nawet problemów ze zdrowiem fizycznym, ponieważ przewlekły stres i lęk mogą osłabiać układ odpornościowy.

Ważne jest, aby traktować zaburzenia lękowe jako poważne schorzenia, które wymagają profesjonalnej oceny i leczenia. Przy odpowiednim leczeniu większość osób z zaburzeniami lękowymi może prowadzić pełne i produktywne życie.

Zaburzenia osobowości

Zaburzenia osobowości to klasa chorób psychicznych charakteryzujących się trwałymi wzorcami zachowania, poznania i wewnętrznych doświadczeń, które znacznie odbiegają od oczekiwań społeczeństwa. Wzorce te są utrwalone i rozległe, a w wielu przypadkach prowadzą do upośledzenia funkcjonowania społecznego, zawodowego lub w innych ważnych obszarach. W przeciwieństwie do wielu innych zaburzeń psychicznych, które mogą mieć charakter epizodyczny, zaburzenia osobowości są często stanami trwałymi, które zwykle ujawniają się w późnym okresie dojrzewania lub wczesnej dorosłości.

Główne typy zaburzeń osobowości

- Klaster A (ekscentryczny lub osobliwy): Obejmuje paranoiczne, schizoidalne i schizotypowe zaburzenia osobowości. Osoby z tymi zaburzeniami często wykazują zachowania uważane za dziwne lub ekscentryczne.
- Klaster B (dramatyczny, emocjonalny lub nieprzewidywalny): Obejmują one zaburzenia osobowości typu borderline, narcystyczne, histrioniczne i antyspołeczne. Zaburzenia te są często związane z intensywnymi przeżyciami emocjonalnymi i impulsywnym zachowaniem.
- Klaster C (niespokojny lub lękliwy): Obejmuje zaburzenia osobowości unikającej, zależnej i obsesyjno-kompulsywnej. Osoby z tymi zaburzeniami mają tendencję do odczuwania niepokoju lub strachu w interakcjach z innymi.

Przyczyny i czynniki ryzyka

Dokładne przyczyny zaburzeń osobowości nie są w pełni poznane, ale są one prawdopodobnie wynikiem połączenia czynników genetycznych, biologicznych i środowiskowych. Pewną rolę mogą odgrywać urazy z dzieciństwa, relacje rodzinne, środowisko społeczne, a nawet struktura mózgu.

Niektóre badania sugerują, że predyspozycje genetyczne mogą odgrywać rolę w rozwoju zaburzeń osobowości. W tej genetycznej podatności może pośredniczyć szereg mechanizmów, takich jak regulacja neuroprzekaźników, które wpływają na zachowanie i emocje. Pewną rolę może również odgrywać rozwój mózgu we wczesnym dzieciństwie, wpływy hormonalne i inne aspekty fizjologiczne.

Na poziomie psychologicznym istnieje kilka teorii, które próbują wyjaśnić rozwój zaburzeń osobowości. Jednym z podejść jest teoria przywiązania, która zakłada, że jakość wczesnych relacji z rodzicami lub innymi opiekunami ma długoterminowy wpływ na zachowanie i emocje. Problematyczne wzorce przywiązania w dzieciństwie mogą prowadzić do zaburzonego rozwoju emocjonalnego, a tym samym do zaburzeń osobowości. Traumatyczne doświadczenia, nadużycia lub zaniedbania w dzieciństwie są również często związane z rozwojem zaburzeń osobowości.

Czynniki społeczne również mogą odgrywać pewną rolę. Obejmują one na przykład status społeczno-ekonomiczny, dostęp do edukacji i opieki zdrowotnej oraz normy i wartości kulturowe. W niektórych kulturach lub grupach społecznych zachęca się lub toleruje pewne zachowania i postawy, które w innych zostałyby uznane za patologiczne. Środowisko społeczne może również wpływać na postrzeganie i radzenie sobie ze stresem, co z kolei może wpływać na rozwój zaburzeń osobowości.

Wreszcie, co nie mniej ważne, należy podkreślić, że czynniki te zwykle nie działają w izolacji, ale wchodzą ze sobą w złożone interakcje. Na przykład podatność genetyczna w połączeniu z problematycznym

dzieciństwem i niekorzystnymi warunkami
społecznymi może znacznie zwiększyć ryzyko rozwoju
zaburzeń osobowości.

Podsumowując, przyczyny zaburzeń osobowości są
wieloczynnikowe i wpływają na nie różne czynniki genetyczne, biologiczne, psychologiczne i społeczne. Jednak badania w tym obszarze wciąż trwają i wiele
pozostaje do odkrycia, aby uzyskać pełny obraz
przyczyn i ich interakcji.

Diagnoza i leczenie

Zaburzenia osobowości są zwykle diagnozowane na
podstawie kompleksowej oceny klinicznej, która może
obejmować wywiady i ewentualnie standardowe kwestionariusze. Leczenie jest często złożone i długotrwałe i
może obejmować psychoterapię (zwłaszcza terapię
poznawczo-behawioralną lub dialektyczną terapię behawioralną), leki i wsparcie społeczne. Rokowanie
różni się w zależności od rodzaju zaburzenia o-
sobowości i indywidualnego pacjenta.

Zaburzenia osobowości mogą mieć znaczący wpływ na
jakość życia, w tym izolację społeczną, problemy zawodowe i zwiększoną podatność na inne problemy ze
zdrowiem psychicznym, takie jak depresja i zaburzenia
lękowe. Mogą być również związane ze zwiększonym
ryzykiem samookaleczeń i samobójstw.

Biorąc pod uwagę głęboki wpływ na życie jednostek i
ich bliskich, wczesna diagnoza i profesjonalne leczenie

mają kluczowe znaczenie. Chociaż zaburzenia o-
sobowości są uważane za trudne do leczenia, wiele
osób może prowadzić funkcjonalne i satysfakcjonujące
życie dzięki odpowiedniej terapii i wsparciu.

Zaburzenia ze spektrum autyzmu

Zaburzenia ze spektrum autyzmu (ASD) to zaburzenia
neurologiczne i rozwojowe, które przejawiają się głównie w obszarach komunikacji społecznej i zachowania.
Tworzą one "spektrum", ponieważ objawy i cechy
mogą różnić się rodzajem i nasileniem. Osoby z ASD
mogą mieć trudności ze zrozumieniem sygnałów
społecznych, ograniczone zainteresowania i powtarzające się wzorce zachowań. Objawy pojawiają się
zwykle w pierwszych latach życia i wpływają na codzienne funkcjonowanie.

Główne cechy ASD

- Komunikacja społeczna: Problemy z interakcją z
  innymi, w tym trudności z nawiązywaniem
  kontaktu wzrokowego, rozumieniem mowy
  ciała i budowaniem relacji.
- Powtarzające się zachowania: Tendencje do wy-
  konywania stereotypowych ruchów lub
  używania przedmiotów, silne preferowanie
  rutynowych zachowań i niechęć do zmiany
  codziennych rutynowych zachowań.
- Ograniczone zainteresowania: Często intensywna fascynacja bardzo konkretnymi

tematami lub działaniami, czasami kosztem innych ogólnych zainteresowań lub działań.

Przyczyny i czynniki ryzyka

Przyczyny zaburzeń ze spektrum autyzmu (ASD) nie są jeszcze w pełni poznane i są obecnie przedmiotem intensywnych badań. Podobnie jak zaburzenia osobowości, ASD jest złożonym zaburzeniem neurorozwojowym, na które prawdopodobnie wpływa kombinacja czynników genetycznych, biologicznych i środowiskowych.

Czynniki genetyczne odgrywają znaczącą rolę w rozwoju ASD. Zidentyfikowano kilka genów, które mogą zwiększać ryzyko rozwoju tego zaburzenia. Geny te są często zaangażowane w rozwój i funkcjonowanie układu nerwowego. W niektórych przypadkach rolę mogą również odgrywać rzadkie mutacje genetyczne lub nieprawidłowości chromosomalne. Należy jednak podkreślić, że to nie pojedynczy gen jest odpowiedzialny za autyzm, ale prawdopodobnie kombinacja genów zwiększa ryzyko jego wystąpienia.

Pewną rolę mogą również odgrywać czynniki biologiczne, takie jak zmiany w strukturze lub funkcji mózgu. Niektóre badania wykazały różnice w mózgach osób z ASD w porównaniu z osobami bez tego zaburzenia, chociaż dokładne mechanizmy prowadzące do tych różnic nie są jeszcze w pełni zrozumiałe.

Kolejnym ważnym obszarem badań są czynniki środowiskowe. Niektóre badania wskazują na możliwe czynniki ryzyka, takie jak narażenie na pewne substancje chemiczne w czasie ciąży, komplikacje przy porodzie lub zaawansowany wiek matki. Nie jest jednak jasne, jak dokładnie czynniki te wpływają na ryzyko rozwoju ASD i czy działają niezależnie, czy w połączeniu z czynnikami genetycznymi.

Jeśli chodzi o czynniki psychospołeczne, nauka znacznie odeszła od przestarzałej i obalonej teorii, że "chłodny" lub "zdystansowany" styl rodzicielstwa może powodować autyzm. Dzisiejsze badania koncentrują się bardziej na obiektywnych czynnikach biologicznych i genetycznych. Istnieją również dyskusje na temat wpływu diety, zdrowia jelit i układu odpornościowego na ASD, ale dowody w tych obszarach nie są jeszcze wystarczające do wyciągnięcia konkretnych wniosków.

Podsumowując, etiologia zaburzeń ze spektrum autyzmu jest złożona i nie w pełni poznana. Prawdopodobnie do rozwoju zaburzenia przyczynia się nakładanie się czynników genetycznych, biologicznych i środowiskowych. Badania w tym obszarze są aktywne i stale się rozwijają, mając na celu lepsze zrozumienie przyczyn, a tym samym poprawę możliwości diagnostycznych i terapeutycznych.

Diagnoza i leczenie

Diagnoza jest zwykle stawiana na podstawie kompleksowej oceny, która może obejmować wywiady z rodzicami, obserwacje behawioralne i standardowe testy. Nie ma "lekarstwa" na ASD, ale istnieje kilka metod terapeutycznych, które mogą pomóc w radzeniu sobie z objawami i poprawie jakości życia. Mogą one obejmować terapię behawioralną, terapię mowy i terapię zajęciową, a czasami leki stosowane w leczeniu objawów towarzyszących, takich jak lęk lub problemy z koncentracją uwagi.

Skutki ASD mogą wahać się od łagodnych do ciężkich. Niektóre osoby mogą prowadzić w dużej mierze niezależne życie, podczas gdy inne mogą wymagać stałego wsparcia w różnych aspektach życia. Ważne jest również, aby pamiętać, że wiele osób z ASD ma szczególne talenty i zdolności, a przy odpowiednim wsparciu i możliwościach może wnieść cenny wkład w społeczeństwo.

Leczenie i wspieranie osób z ASD wymaga interdyscyplinarnego podejścia, które jest dostosowane do indywidualnych potrzeb danej osoby. Wczesne interwencje okazały się szczególnie skuteczne i mogą znacznie poprawić rokowanie.

Zaburzenia związane z uzależnieniami

Zaburzenia uzależnieniowe, znane również jako zaburzenia związane z substancjami, to złożone problemy ze zdrowiem psychicznym charakteryzujące się kompulsywnym, niekontrolowanym pragnieniem substancji lub zachowania, pomimo negatywnych konsekwencji. Mogą one obejmować zarówno uzależnienia fizyczne, jak i psychiczne i obejmować różne substancje, takie jak alkohol, tytoń, narkotyki, a także zachowania, takie jak hazard, jedzenie, a nawet korzystanie z Internetu.

Główne cechy zaburzeń uzależniających

- Utrata kontroli: niezdolność do zaprzestania lub kontrolowania używania substancji lub zachowania.
- Rozwój tolerancji: potrzeba coraz większych ilości substancji, aby osiągnąć pożądany efekt lub znacznie zmniejszony efekt przy tej samej dawce.
- Objawy odstawienia: Objawy fizyczne lub psychiczne występujące po zmniejszeniu lub zaprzestaniu używania substancji.
- Zaniedbywanie innych obszarów życia: na przykład aktywności społecznej, pracy lub szkoły.

Przyczyny i czynniki ryzyka

Zaburzenia nałogowe są wynikiem współdziałania różnych czynników. Trudno jest zidentyfikować pojedynczą przyczynę zaburzeń uzależniających, ponieważ każdy z tych czynników samodzielnie lub w połączeniu może przyczynić się do rozwoju uzależnienia.

Czynniki biologiczne mogą odgrywać znaczącą rolę w rozwoju zaburzeń związanych z uzależnieniami. Brak równowagi neuroprzekaźników w mózgu może zwiększać skłonność do zachowań uzależniających. Niektórzy ludzie mają również genetyczne predyspozycje do uzależnień, jak sugerują badania bliźniąt i dzieci adoptowanych. Ta genetyczna podatność może zwiększać ryzyko uzależnienia, zwłaszcza gdy potęgują ją inne czynniki ryzyka. Zaburzenia w układzie nagrody w mózgu mogą również prowadzić do uzależnień, ponieważ substancje lub zachowania, które stymulują układ nagrody, mogą być silnie przyciągające.

Kluczowe znaczenie mają również czynniki psychologiczne. Stres, trauma i inne cierpienia psychiczne mogą służyć jako czynniki wyzwalające lub wzmacniające zachowania uzależniające. Często substancja lub zachowanie są wykorzystywane jako mechanizm radzenia sobie z nieprzyjemnymi emocjami lub stanami. Ponadto cechy osobowości, takie jak impulsywność, potrzeba natychmiastowej gratyfikacji lub niska samoocena, mogą przyczyniać się do rozwoju uzależnienia.

Istotny wpływ mają również czynniki społeczne. Kontekst społeczny, w którym żyje dana osoba, w tym rodzina, przyjaciele i ogólne okoliczności życiowe, mogą zwiększać lub zmniejszać ryzyko rozwoju zaburzeń uzależniających. Izolacja społeczna, ubóstwo, brak wykształcenia lub życie w środowisku, w którym substancje uzależniające są łatwo dostępne, to tylko niektóre z czynników, które mogą zwiększać ryzyko. Z

drugiej strony, stabilne, wspierające środowisko
społeczne może działać jako bufor chroniący przed rozwojem zaburzeń uzależniających.

Pewną rolę odgrywają również czynniki kulturowe i
społeczne. Normy i postawy kulturowe mogą wpływać
na postrzeganie i używanie potencjalnie
uzależniających substancji lub zachowań. W niektórych
kulturach lub społecznościach używanie pewnych substancji może być powszechnie akceptowane, a nawet
zalecane, co może zwiększać ryzyko wystąpienia zaburzeń związanych z uzależnieniami.

Należy podkreślić, że czynniki te często nie działają w
oderwaniu od siebie. To raczej złożona interakcja tych
różnych zmiennych wpływa na rozwój choroby
uzależniającej. Złożoność przyczyn wymaga zatem
również multidyscyplinarnego podejścia do zapobiegania i leczenia zaburzeń uzależniających.

Diagnoza i leczenie

Diagnoza zaburzenia uzależnienia jest zwykle do-
konywana na podstawie kompleksowej oceny kliniczn-
nej, która obejmuje wywiady, testy medyczne, a
czasem standardowe kwestionariusze. Leczenie może
obejmować połączenie terapii lekowej, procedur psy-
choterapeutycznych i grup samopomocy. Ze względu
na złożony charakter choroby, często konieczne jest podejście multidyscyplinarne.

Nieleczone uzależnienia mogą prowadzić do różnych problemów zdrowotnych, społecznych i ekonomicznych, w tym chorób, utraty pracy i rozpadu struktur rodzinnych. Ponadto, często wiążą się one ze zwiększonym ryzykiem współwystępowania chorób psychicznych, takich jak depresja i zaburzenia lękowe, a także ze zwiększonym ryzykiem przedwczesnej śmierci.

Zrozumienie złożonej natury zaburzeń uzależnieniowych ma kluczowe znaczenie dla opracowania skutecznych planów leczenia i zapewnienia niezbędnego wsparcia. Dzięki odpowiedniemu leczeniu i wsparciu wiele osób może przerwać cykl uzależnienia i prowadzić pełniejsze, zdrowsze życie.

Zaburzenie obsesyjno-kompulsyjne

Zaburzenie obsesyjno-kompulsyjne (OCD) to choroba psychiczna charakteryzująca się nawracającymi, niechcianymi myślami (kompulsje) i/lub powtarzającymi się zachowaniami lub czynnościami umysłowymi (kompulsje). Objawy te są zwykle czasochłonne i powodują znaczny stres lub upośledzenie codziennego życia.

Główne cechy zaburzenia obsesyjno-kompulsyjnego

- Obsesje: Niechciane i natrętne myśli, obrazy lub impulsy, które pojawiają się wielokrotnie i powodują niepokój lub dyskomfort.

- Kompulsje: Powtarzające się zachowania lub czynności umysłowe, które dana osoba wykonuje w celu zneutralizowania obsesji lub zmniejszenia lęku. Mogą to być czynności takie jak mycie rąk, liczenie lub sprawdzanie.
- Upośledzenie: Kompulsje i/lub przymusy są czasochłonne i zakłócają normalną rutynę, czynności zawodowe lub relacje społeczne.

Przyczyny i czynniki ryzyka

Rozwój OCD jest procesem, na który wpływa wiele różnych czynników. Podobnie jak w przypadku innych chorób psychicznych, trudno jest zidentyfikować pojedynczą przyczynę OCD. Zamiast tego często zaangażowanych jest kilka współdziałających czynników

Czynniki biologiczne są uważane za istotny element w procesie rozwoju OCD. Badania wskazują na pewne nieprawidłowości w strukturze i funkcjonowaniu mózgu, szczególnie w obszarach odpowiedzialnych za wykonywanie rutynowych zadań i przetwarzanie lęku. Nieprawidłowości w układzie neuroprzekaźników, w szczególności w układzie serotoninergicznym, są również omawiane jako potencjalne przyczyny.

Predyspozycje genetyczne to kolejny czynnik, który może zwiększać ryzyko rozwoju OCD. Osoby z rodzinną historią OCD mają zwiększone ryzyko rozwoju samego zaburzenia. Chociaż dokładna natura czynników genetycznych nie jest jeszcze w pełni zrozumiała, istnieją przesłanki wskazujące, że pewne geny zaangażowane w regulację stresu i lęku mogą odgrywać pewną rolę.

Istotne są również czynniki psychologiczne i doświadczenia życiowe. Traumatyczne przeżycia, zwłaszcza w dzieciństwie, a także wysoki poziom stresu mogą służyć jako czynniki wyzwalające lub wzmacniające objawy OCD. Czynnikiem ryzyka może być również sposób, w jaki dana osoba radzi sobie ze stresem i lękiem. Niektóre teorie sugerują, że zachowania kompulsywne służą jako mechanizm radzenia sobie z nadmiernym lękiem.

Czynniki społeczne i środowiskowe mogą również wpływać na ryzyko rozwoju OCD. Obejmują one dynamikę rodziny, styl rodzicielstwa i środowisko społeczne. W szczególności nadmiernie krytyczny lub kontrolujący styl rodzicielstwa został zidentyfikowany jako potencjalny czynnik ryzyka. Izolacja społeczna lub brak wspierającej sieci społecznej może nasilać objawy.

Teorie poznawcze sugerują, że zniekształcone przekonania i wzorce myślenia, takie jak skrajne roszczenia do perfekcjonizmu lub nadmierne znaczenie przypisywane pewnym myślom lub działaniom, mogą przyczyniać się do utrzymania zaburzenia.

Ogólnie rzecz biorąc, etiologia OCD jest złożona i prawdopodobne jest, że interakcja kilku z tych czynników jest odpowiedzialna za rozwój i utrzymanie zaburzenia.

Diagnoza i leczenie

Diagnoza OCD jest zwykle stawiana na podstawie kompleksowej oceny klinicznej. Może ona obejmować wywiady, kwestionariusze samoopisowe, a czasami testy neuropsychologiczne. Leczenie ma zwykle na celu zmniejszenie objawów i poprawę jakości życia. Można to osiągnąć poprzez terapię poznawczo-behawioralną (CBT), leki, takie jak selektywne inhibitory wychwytu zwrotnego serotoniny (SSRI), lub połączenie obu tych metod.

Bez leczenia OCD może być przewlekłe i negatywnie wpływać na wszystkie aspekty życia, w tym pracę, edukację i relacje. Jednak dzięki odpowiedniemu leczeniu wiele osób z OCD może prowadzić satysfakcjonujące życie. Ważne jest, aby szukać wczesnej diagnozy i leczenia, ponieważ może to znacznie poprawić rokowanie.

Leczenie OCD często wymaga zindywidualizowanego podejścia, które uwzględnia konkretne objawy, nasilenie zaburzenia i indywidualne potrzeby osoby dotkniętej chorobą. Ważną rolę mogą odgrywać terapie wspomagające i zaangażowanie rodziny jako sieci wsparcia.

Schizofrenia i inne zaburzenia psychotyczne

Schizofrenia jest poważnym zaburzeniem psychicznym, które wpływa na percepcję, myślenie, emocje i zachowanie. Należy do kategorii zaburzeń powszechnie określanych jako zaburzenia psychotyczne, w których zaburzone jest testowanie rzeczywistości. Oprócz schizofrenii obejmuje ona również zaburzenia schizoafektywne, schizotypowe zaburzenia osobowości i krótkotrwałe zaburzenia psychotyczne.

Główne cechy schizofrenii i innych zaburzeń psychotycznych

- Urojenia: Fałszywe przekonania, które są utrzymywane nawet wtedy, gdy rzeczywistość je obala.
- Halucynacje: Postrzeganie, takie jak słyszenie, widzenie lub odczuwanie rzeczy, których w rzeczywistości nie ma.
- Zaburzone myślenie: chaotyczne lub pomieszane myśli, trudności z koncentracją i logicznym myśleniem.
- Objawy negatywne: Zmniejszona ekspresja emocjonalna, apatia, apatia i wycofanie społeczne.

Przyczyny i czynniki ryzyka

Przyczyny schizofrenii nadal nie są jednoznacznie poznane, ale ogólnie uważa się, że są one wynikiem wzajemnego oddziaływania czynników biologicznych, psychologicznych i społecznych. Ta złożoność sprawia, że trudno jest zidentyfikować pojedyncze, jasno określone przyczyny tego zaburzenia.

Czynniki biologiczne stanowią główny obszar badań nad przyczynami schizofrenii. Szczególną uwagę zwraca się na układ dopaminergiczny w mózgu. Brak równowagi tego neuroprzekaźnika jest często związany z objawami schizofrenii. Inne neuroprzekaźniki, takie jak serotonina i glutaminian mogą być również zaangażowane. Ponadto istnieją dowody na to, że nieprawidłowości strukturalne w mózgu, szczególnie w obszarach odpowiedzialnych za przetwarzanie emocji i poznanie, mogą odgrywać pewną rolę.

Czynniki genetyczne mogą również odgrywać znaczącą rolę w rozwoju choroby. Badania bliźniąt jednojajowych i rodzin, w których występuje schizofrenia, sugerują predyspozycje genetyczne. Jest jednak mało prawdopodobne, aby pojedynczy gen był odpowiedzialny za rozwój choroby; wydaje się raczej, że w grę wchodzi interakcja kilku genów.

Czynniki psychologiczne i wydarzenia życiowe mogą służyć jako wyzwalacze lub katalizatory manifestacji choroby. Chociaż same w sobie zwykle nie są wystarczające do wywołania schizofrenii, stres, trauma i inne stresujące okoliczności życiowe mogą zwiększać podatność na tę chorobę, szczególnie u osób z predyspozycjami genetycznymi.

Analizowane są również czynniki społeczne i środowiskowe. Obejmują one takie aspekty jak status społeczno-ekonomiczny, wykształcenie, bezrobocie, izolacja społeczna i życie w mieście. Niektóre badania sugerują, że osoby dorastające lub żyjące w środowisku miejskim mogą być bardziej narażone na schizofrenię. Chociaż dokładny mechanizm nie jest jasny, uważa się, że stresory związane z życiem w mieście mogą zwiększać ryzyko.

Inne czynniki ryzyka mogą obejmować prenatalne narażenie na infekcje, niedożywienie lub stres podczas ciąży matki. Czynnikiem ryzyka może być również proces porodu, a zwłaszcza komplikacje, takie jak brak tlenu.

Istnieją dowody na to, że zażywanie niektórych narkotyków, w szczególności konopi indyjskich, może zwiększać ryzyko rozwoju schizofrenii, ale ważne jest, aby podkreślić, że samo zażywanie narkotyków zwykle nie wystarcza do "wywołania" schizofrenii. Zamiast tego może działać jako czynnik wywołujący lub zaostrzający już istniejący profil ryzyka. Niektóre badania wykazały jednak związek między używaniem konopi indyjskich a wystąpieniem objawów schizofrenii, szczególnie u nastolatków i młodych dorosłych. Uważa się, że konopie indyjskie, zwłaszcza odmiany bogate w THC, mogą zakłócać regulację dopaminy w mózgu. Ponieważ dopamina jest neuroprzekaźnikiem zaangażowanym w rozwój schizofrenii, efekt ten może potencjalnie zwiększać ryzyko rozwoju choroby.

Ważne jest jednak, aby wziąć pod uwagę kierunek przyczynowości. Niektórzy badacze twierdzą, że osoby z istniejącą podatnością na schizofrenię są bardziej skłonne do zażywania narkotyków, a zażywanie narkotyków może następnie nasilać objawy. W takich przypadkach zażywanie narkotyków byłoby raczej objawem niż przyczyną zaburzenia.

Oprócz marihuany, inne substancje, takie jak amfetamina lub halucynogeny, mogą zwiększać ryzyko wystąpienia objawów schizofrenii. Narkotyki te również wpływają na układ dopaminergiczny i mogą działać jako wyzwalacze u osób z genetyczną lub środowiskową podatnością na schizofrenię.

Ważne jest również rozróżnienie między prawdziwą schizofrenią a psychozą polekową. Podczas gdy objawy obu stanów mogą być podobne, psychoza wywołana lekami jest zwykle tymczasowa i poprawia się po ustąpieniu działania leku i wyeliminowaniu substancji z organizmu.

Schizofrenia jest chorobą długotrwałą, często trwającą całe życie i wymagającą ciągłego leczenia. Złożoność możliwych przyczyn schizofrenii oznacza, że żaden pojedynczy czynnik nie może być uznany za jedyną przyczynę. Zamiast tego, to interakcja tych wielu czynników ryzyka przyczynia się do rozwoju choroby. Ta złożoność sprawia, że zapobieganie i leczenie schizofrenii stanowi wyzwanie i wymaga multidyscyplinarnego podejścia, które obejmuje zarówno farmakologiczne, jak i psychospołeczne strategie terapeutyczne.

Diagnoza i leczenie

Diagnoza jest zwykle oparta na dokładnej ocenie klinicznej, która może obejmować wywiady psychiatryczne i obserwacje, a czasami badania obrazowe i laboratoryjne. Leczenie jest często połączeniem leków przeciwpsychotycznych i metod terapii psychospołecznej, takich jak terapia poznawczo-behawioralna, terapia rodzinna i rehabilitacja zawodowa.

Nieleczona schizofrenia i inne zaburzenia psychotyczne mogą prowadzić do poważnego upośledzenia we wszystkich obszarach życia, w tym w pracy, edukacji i relacjach społecznych. Wiążą się one również ze zwiększonym ryzykiem dalszych problemów ze zdrowiem psychicznym i fizycznym, a także przedwczesnej śmierci, często w wyniku samobójstwa.

Wczesna diagnoza i leczenie mają kluczowe znaczenie dla poprawy rokowania. Chociaż w wielu przypadkach objawy nie znikają całkowicie, skuteczne leczenie umożliwia wielu chorym prowadzenie względnie normalnego i produktywnego życia. Ważne jest również, aby zarówno pacjenci, jak i ich rodziny otrzymali odpowiednią edukację i wsparcie, aby lepiej radzić sobie z wyzwaniami związanymi z tymi złożonymi schorzeniami.

Zaburzenia odżywiania

Zaburzenia odżywiania to zaburzenia zdrowia psychicznego charakteryzujące się nieuporządkowanymi zachowaniami żywieniowymi i nadmiernym zaabsorbowaniem masą ciała, kształtem i spożyciem pokarmu. Najbardziej znane formy to jadłowstręt psychiczny (anoreksja), bulimia psychiczna i napadowe objadanie się.

Główne cechy zaburzeń odżywiania

- Jadłowstręt psychiczny: skrajne ograniczenie przyjmowania pokarmów, nadmierny lęk przed przybraniem na wadze i zniekształcony obraz ciała, który sprawia, że osoby cierpiące na tę chorobę postrzegają siebie jako osoby z nadwagą, nawet jeśli mają znaczną niedowagę.
- Bulimia psychiczna: powtarzające się epizody "objadania się", po których następują zachowania takie jak wymioty, nadmierne ćwiczenia fizyczne lub stosowanie środków przeczyszczających w celu zapobiegania przybieraniu na wadze.
- Zaburzenie objadania się: Podobnie jak w przypadku bulimii, występuje objadanie się, ale brakuje zachowań kompensacyjnych, takich jak wymioty lub nadmierne ćwiczenia.

Przyczyny i czynniki ryzyka

Dokładne przyczyny nie są w pełni poznane. Ponieważ zaburzenia odżywiania mogą przybierać różne formy, konkretne czynniki wyzwalające mogą się różnić w zależności od przypadku.

Badania wykazały, że czynniki genetyczne mogą odgrywać rolę w podatności na zaburzenia odżywiania. W grę mogą również wchodzić zmiany lub zaburzenia równowagi niektórych neuroprzekaźników, które wpływają na zachowania żywieniowe i samopoczucie emocjonalne. Jest jednak mało prawdopodobne, aby same czynniki biologiczne były wystarczające do wywołania zaburzeń odżywiania.

Stany emocjonalne, takie jak depresja, lęk i niska samoocena są często związane z zaburzeniami odżywiania. Niektóre osoby wykorzystują jedzenie lub unikanie jedzenia jako mechanizm radzenia sobie ze stresem, niepokojem emocjonalnym lub niepewnością. Pewną rolę mogą również odgrywać zniekształcenia poznawcze, takie jak nadmierne martwienie się o obraz ciała i wagę.

Środowisko społeczne i normy kulturowe mogą mieć znaczący wpływ na obraz siebie i stosunek do jedzenia. Media, które promują nierealistyczne ideały piękna i presję społeczną, aby dostosować się do określonego wizerunku ciała, mogą zwiększać ryzyko rozwoju zaburzeń odżywiania. Rodzina i najbliższe otoczenie społeczne również mogą mieć wpływ, zwłaszcza jeśli przywiązują nadmierną wagę do wyglądu, wagi lub wyników sportowych.

Historia rodzinna zaburzeń odżywiania, chorób psychicznych lub uzależnień może zwiększać ryzyko. Style rodzicielstwa promujące kontrolę i perfekcjonizm również mogą przyczyniać się do zaburzeń odżywiania.

Ponadto czynnikiem ryzyka może być brak wsparcia emocjonalnego lub obecność przemocy emocjonalnej w rodzinie.

Stresujące lub traumatyczne wydarzenia życiowe, takie jak utrata bliskiej osoby, znęcanie się lub separacja, mogą służyć jako czynniki wyzwalające zaburzenia odżywiania. Takie wydarzenia mogą zaostrzyć istniejące problemy psychologiczne lub emocjonalne, z którymi następnie "radzimy sobie" poprzez zaburzone zachowania żywieniowe.

W wielu przypadkach zaburzenia odżywiania współwystępują z innymi zaburzeniami psychicznymi, takimi jak depresja, zaburzenia lękowe lub zaburzenia obsesyjno-kompulsywne, co może sprawić, że leczenie będzie bardziej złożone.

Diagnoza i leczenie

Zaburzenia odżywiania są zwykle diagnozowane na podstawie dokładnej oceny medycznej i psychologicznej. Może ona obejmować badanie fizykalne, badania krwi i wywiady. Leczenie jest zwykle multidyscyplinarne i może obejmować psychoterapię, opiekę medyczną, doradztwo żywieniowe i leki. Terapia poznawczo-behawioralna (CBT) okazała się szczególnie skuteczna.

Bez leczenia zaburzenia odżywiania mogą prowadzić do poważnych problemów zdrowotnych, w tym chorób układu krążenia, niewydolności nerek i osteoporozy. Z psychologicznego punktu widzenia mogą prowadzić do depresji, zaburzeń lękowych i zwiększonego ryzyka samobójstwa. Jednak przy odpowiednim leczeniu rokowania znacznie się poprawiają.

Kluczowe znaczenie ma wczesne zwrócenie się o profesjonalną pomoc w celu zminimalizowania poważnych zagrożeń fizycznych i emocjonalnych. Krewni mogą odgrywać ważną rolę w rozpoznawaniu objawów i promowaniu wczesnego leczenia. Wczesna diagnoza i kompleksowe leczenie znacznie zwiększają szanse na pomyślny powrót do zdrowia.

Zespół stresu pourazowego (PTSD)

Zespół stresu pourazowego (PTSD) to choroba psychiczna, która może wystąpić po bezpośredniej lub pośredniej konfrontacji z traumatycznym wydarzeniem. Takimi zdarzeniami mogą być napaści na tle seksualnym, doświadczenia wojenne, klęski żywiołowe lub poważne wypadki. PTSD charakteryzuje się takimi objawami, jak uporczywe i natrętne wspomnienia traumy, unikanie bodźców przypominających o wydarzeniu oraz zwiększona reaktywność psychiczna i fizyczna.

Główne cechy PTSD

- Objawy natrętne: Powracające myśli, retrospekcje i koszmary związane z traumatycznym wydarzeniem.

- Unikanie i odrętwienie: Pragnienie unikania miejsc, ludzi i działań, które mogą przypominać o traumie, a także emocjonalne odrętwienie i wyobcowanie od innych.
- Zwiększone pobudzenie: zaburzenia snu, drażliwość, wybuchy gniewu, nadmierna czujność i nadmierne pobudzenie.

Przyczyny i czynniki ryzyka

Zespół stresu pourazowego (PTSD) jest zwykle wywoływany przez doświadczenie lub bycie świadkiem traumatycznego wydarzenia, które stanowi poważne zagrożenie dla życia, integralności fizycznej lub zdrowia psychicznego danej osoby. Takie wydarzenia mogą być bardzo zróżnicowane i obejmować zarówno klęski żywiołowe i wojny, jak i znęcanie się i przemoc. Należy podkreślić, że nie u każdego, kto doświadczył traumatycznego wydarzenia, rozwija się PTSD. Rozwój zaburzenia zależy od wielu czynników ryzyka i indywidualnych zmiennych.

Podstawą rozwoju PTSD jest doświadczenie traumatycznego wydarzenia. Mogą to być doświadczenia wojenne, poważne wypadki, akty przemocy, znęcanie się, gwałt lub inne formy obrażeń ciała. Bycie świadkiem takiego zdarzenia lub powtarzające się narażenie na szczegóły traumatycznych incydentów (jak w przypadku ratowników) może również prowadzić do PTSD.

Osoby z historią chorób psychicznych, takich jak zaburzenia lękowe lub depresja, mogą być bardziej podatne na rozwój PTSD. Pewną rolę odgrywają również cechy osobowości, strategie radzenia sobie i ogólna odporność psychiczna. Badania wykazały, że czynniki genetyczne i zaburzenia równowagi neuroprzekaźników (szczególnie w układzie serotoninowym) mogą przyczyniać się do podatności na PTSD. Interesujące są również zmiany w strukturze i funkcji obszarów mózgu odpowiedzialnych za zarządzanie stresem i przetwarzanie pamięci.

Wsparcie ze strony otoczenia społecznego może mieć znaczący wpływ na prawdopodobieństwo wystąpienia PTSD. Brak wsparcia społecznego, stygmatyzacja i izolacja społeczna mogą nasilać objawy. Okoliczności życiowe, takie jak ubóstwo lub powtarzające się narażenie na traumę, mogą również służyć jako czynniki ryzyka.

Kobiety są bardziej narażone na rozwój PTSD niż mężczyźni, chociaż przyczyny tego nie są jeszcze w pełni zrozumiałe. Dzieci i osoby starsze mogą być również bardziej narażone na PTSD, prawdopodobnie z powodu niższej odporności psychicznej lub szczególnych okoliczności życiowych.

Normy kulturowe i systemy przekonań mogą wpływać na sposób postrzegania, doświadczania i radzenia sobie z traumą. W niektórych kulturach mówienie o traumatycznych doświadczeniach może być tematem tabu, co może utrudniać leczenie i powrót do zdrowia. To właśnie kombinacja tych czynników decyduje o tym, czy u kogoś rozwinie się PTSD po traumatycznym wydarzeniu.

Diagnoza i leczenie

Diagnozę stawia się na podstawie dogłębnej oceny klinicznej, zwykle obejmującej wywiady i standardowe kwestionariusze. Opcje leczenia PTSD obejmują podejścia psychoterapeutyczne, takie jak terapia poznawczo-behawioralna skoncentrowana na traumie oraz Desensytyzacja i Reprocessing Ruchu Gałek Ocznych (EMDR), a także leki, takie jak leki przeciwdepresyjne.

Nieleczone PTSD może prowadzić do przewlekłego stresu, zwiększonego ryzyka wystąpienia innych chorób psychicznych, problemów zawodowych oraz trudności w relacjach społecznych i rodzinnych. Jednakże, przy odpowiednim leczeniu, wiele osób cierpiących na PTSD może stać się wolnymi od objawów lub przynajmniej doświadczyć znacznej poprawy ich objawów.

Biorąc pod uwagę złożoność PTSD, ważne jest, aby zarówno osoby cierpiące, jak i ich rodziny miały dostęp do kompleksowych informacji i wsparcia. Zrozumienie choroby i możliwości jej leczenia ma kluczowe znaczenie dla promowania powrotu do zdrowia i poprawy jakości życia wszystkich zaangażowanych osób.

Objawy i diagnostyka

Objawy choroby psychicznej mogą być często trudne do rozpoznania z kilku powodów. Jednym z najważniejszych jest charakter samych objawów. W przeciwieństwie do wielu chorób fizycznych, w przypadku których obiektywne testy lub techniki obrazowania mogą zapewnić jasne wyniki, diagnozy chorób psychicznych są zwykle oparte na subiektywnych raportach i obserwacjach. Objawy są często zinternalizowane i przejawiają się w emocjach, myślach lub zachowaniach, które nie są łatwo widoczne z zewnątrz.

Innym czynnikiem jest duża zmienność objawów. Ta sama choroba psychiczna może objawiać się w bardzo różny sposób u różnych osób. Ponadto wiele objawów psychicznych może być mylonych z normalnymi stanami emocjonalnymi lub fazami życia. Na przykład uporczywy smutek może być interpretowany jako normalna reakcja na kryzys życiowy, podczas gdy w rzeczywistości może być oznaką poważnej depresji.

Pewną rolę odgrywa również stygmatyzacja chorób psychicznych. Wiele osób niechętnie mówi o swoich problemach ze zdrowiem psychicznym lub szuka profesjonalnej pomocy w obawie przed dyskryminacją lub niezrozumieniem. Może to prowadzić do ignorowania lub minimalizowania objawów, co jeszcze bardziej utrudnia ich rozpoznanie.

Kontekst społeczny i kulturowy również wpływa na rozpoznawanie objawów. W niektórych kulturach lub społecznościach pewne objawy mogą nie być postrzegane jako oznaki zaburzenia, ale jako cechy charakteru lub tymczasowe warunki. Może to uniemożliwić zarówno pacjentom, jak i pracownikom służby zdrowia rozpoznanie objawów jako części poważniejszego zaburzenia psychicznego.

Złożoność i interakcja chorób współistniejących, tj. jednoczesne występowanie więcej niż jednej choroby psychicznej lub fizycznej, może dodatkowo komplikować diagnozę. Objawy mogą nakładać się na siebie lub maskować nawzajem, utrudniając lekarzom i terapeutom jednoznaczną identyfikację choroby podstawowej.

Wreszcie, czynniki systemowe, takie jak brak czasu, niedobór zasobów lub brak wiedzy specjalistycznej w systemie opieki zdrowotnej, mogą również przyczyniać się do tego, że objawy choroby psychicznej pozostają niewykryte lub są błędnie interpretowane, a czasami ich prawidłowe zdiagnozowanie zajmuje lata.

Wczesne sygnały ostrzegawcze

Wczesne sygnały ostrzegawcze choroby psychicznej mogą być liczne i różnić się w zależności od choroby. Zasadniczo należy szukać zmian w zachowaniu, wahań emocjonalnych i objawów fizycznych, które znacznie odbiegają od wcześniejszej normy i wpływają na jakość życia. Oto kilka typowych wczesnych sygnałów ostrzegawczych:

- Zmiany emocjonalne: Nagłe wahania nastroju, utrzymujący się smutek, zwiększona drażliwość lub niewyjaśniony niepokój.
- Zmiany poznawcze: Trudności z myśleniem, koncentracją lub zapamiętywaniem, splątane procesy myślowe lub nagły spadek wyników w nauce lub pracy.
- Zmiany w zachowaniu: Wycofanie społeczne, zaniedbanie higieny osobistej, nagły brak zainteresowania czynnościami lub hobby wcześniej uważanymi za ważne.
- Objawy fizyczne: niejasny ból, zaburzenia snu, zmiany apetytu lub znaczny przyrost/utrata masy ciała, których nie można wyjaśnić innymi czynnikami.
- Uczucie przytłoczenia: Uporczywe uczucie przytłoczenia lub niemożności poradzenia sobie z codziennymi zadaniami również może być oznaką.
- Ryzykowne zachowanie: Wzrost ryzykownych zachowań, takich jak nadmierne spożycie alkoholu lub narkotyków, impulsywne lub lekkomyślne działania.
- Zachowania samookaleczające lub myśli samobójcze: Wszelkie formy zachowań samookaleczających lub myśli samobójczych są poważnymi objawami i wymagają natychmiastowej profesjonalnej pomocy.

Ważne jest, aby podkreślić, że obecność jednego lub więcej z tych objawów niekoniecznie wskazuje na

chorobę psychiczną, ale są to wskazówki, które
wymagają dalszego zbadania. W przypadku zaobser-
wowania takich objawów zaleca się skorzystanie z profesjonalnej pomocy w celu uzyskania dokładnej diagnozy i, w razie potrzeby, odpowiedniego planu leczenia.

Wczesne wykrycie i interwencja mogą pozytywnie
wpłynąć na przebieg wielu chorób psychicznych.
Wsparcie ze strony członków rodziny w zauważaniu
tych wczesnych znaków ostrzegawczych i szukaniu
profesjonalnej pomocy może mieć kluczowe znaczenie.

Kryteria diagnostyczne

Kryteria diagnostyczne to systematyczne przewodniki
stosowane przez pracowników służby zdrowia w celu
określenia obecności lub braku określonego zaburzenia. W psychiatrii kryteria te są często opisane w standardowych podręcznikach, takich jak Diagnostyczny i
statystyczny podręcznik zaburzeń psychicznych (DSM-
5) lub Międzynarodowa Klasyfikacja Chorób (ICD-11).

Często kryteria diagnostyczne wymieniają określone
główne objawy choroby, z których pewna liczba musi
być obecna, aby postawić diagnozę. Czasami występują
również objawy wtórne, które mogą być brane pod u-
wagę przy diagnozie, ale nie są obowiązkowe. Wiele
chorób psychicznych wymaga, aby objawy
utrzymywały się przez określony czas, aby można je
było uznać za przewlekłe lub klinicznie istotne.
Ważnym aspektem wielu kryteriów diagnostycznych

jest stopień, w jakim objawy zakłócają zdolność danej osoby do funkcjonowania w życiu codziennym.

Ważne jest również, aby upewnić się, że objawy nie są lepiej wyjaśnione innym stanem chorobowym, nadużywaniem narkotyków lub leków lub innym zaburzeniem psychicznym.

Dokładna diagnoza ma kluczowe znaczenie dla opracowania skutecznego planu leczenia. Umożliwia ona lekarzom prowadzącym leczenie wybór najbardziej odpowiednich opcji leczenia, które spełniają określone potrzeby pacjenta.

Krewni mogą odgrywać ważną rolę w procesie diagnostycznym, dostarczając dodatkowych informacji o pacjencie, których sami mogą nie być w stanie lub nie chcieć dostarczyć. Ich wkład może być szczególnie pomocny w ocenie czasu trwania i nasilenia objawów oraz ich wpływu na codzienne życie.

Rozumiejąc kryteria i proces diagnostyczny, krewni mogą zapewnić skuteczniejsze wsparcie. Mogą również pomóc zachęcić pacjenta do szukania profesjonalnej pomocy i uczestniczenia w planie leczenia.

Procedura diagnostyczna

Procedury diagnostyczne dotyczące chorób psychicznych są zazwyczaj wielopoziomowe i integrują różne źródła informacji, aby zapewnić kompleksowy obraz objawów, zachowania i poziomu funkcjonowania pacjenta.

Wywiad kliniczny jest często pierwszym krokiem w procesie diagnostycznym. Przeszkolony specjalista lub psycholog przeprowadza dogłębną rozmowę z pacjentem, aby zrozumieć jego objawy, historię życia i obecną sytuację. Często stosuje się ustrukturyzowany lub częściowo ustrukturyzowany format wywiadu w celu systematycznego gromadzenia informacji istotnych dla diagnozy.

Kwestionariusze i raporty własne są często wykorzystywane do ilościowego określania konkretnych objawów lub zachowań. Mogą one dostarczyć cennych danych uzupełniających wywiad kliniczny.

W zależności od podejrzewanej diagnozy mogą zostać przeprowadzone określone testy psychologiczne. Testy te mogą oceniać funkcje poznawcze, cechy osobowości lub określone wzorce zachowań i często są standaryzowane w celu zapewnienia bardziej obiektywnego pomiaru.

Często konieczne jest wykonanie badań medycznych w celu wykluczenia innych możliwych przyczyn objawów. Mogą one obejmować badania krwi, MRI lub EEG.

Szczególnie w przypadku dzieci i nastolatków często pomocne jest zebranie informacji od kilku osób, takich jak rodzice i nauczyciele, aby uzyskać pełniejszy obraz objawów.

W niektórych przypadkach konieczna może być dłuższa obserwacja pacjenta w celu postawienia dokładnej diagnozy. Może to przybrać formę wizyt ambulatoryjnych lub przyjęcia do szpitala. W przypadku złożonych lub trudnych do zdiagnozowania przypadków, do postawienia kompleksowej diagnozy może być wymagana ocena przez zespół specjalistów z różnych dziedzin.

Ważne jest, aby krewni rozumieli proces diagnostyczny, ponieważ często są zaangażowani w gromadzenie danych i mogą odgrywać ważną rolę wspierającą w planowaniu leczenia. Ich obserwacje i perspektywy mogą być bardzo cenne dla procesu diagnostycznego i późniejszego planowania leczenia.

Rola krewnych w procesie diagnostycznym

Rola krewnych w procesie diagnozowania choroby psychicznej może mieć istotne znaczenie.

Krewni często mogą dostarczyć ważnych informacji na temat objawów, zachowania i okoliczności osoby dotkniętej chorobą, których osoba ta nie może lub nie chce dostarczyć. W szczególności mogą oni zapewnić jaśniejszy obraz przebiegu choroby w czasie, w tym czynników wyzwalających i wzorców ekspresji objawów.

Ponieważ krewni zwykle mają bliższy kontakt z osobami dotkniętymi chorobą, często jako pierwsi zauważają zmiany w zachowaniu lub nastroju. Ich obserwacje mogą dostarczyć specjalistom cennych wskazówek do postawienia diagnozy.

Proces diagnostyczny może być emocjonalnie stresujący. Krewni mogą zapewnić wsparcie emocjonalne poprzez obecność na wizytach lekarskich i pomóc osobie poczuć się bezpieczniej. Mogą również pomóc w zbieraniu informacji, zadawaniu pytań i wspieraniu osoby w zrozumieniu planu leczenia.

Krewni mogą odgrywać ważną rolę w komunikacji między pacjentem a pracownikami służby zdrowia, zwłaszcza jeśli pacjent ma trudności z wyrażaniem objawów lub obaw. Mogą również pomóc w wyjaśnieniu i zorganizowaniu planów leczenia i schematów leczenia. W przeciwieństwie do przyjaciół lub kolegów z pracy, krewni często mają długoterminową perspektywę na życie danej osoby i mogą lepiej zrozumieć zmiany w kontekście historii życia. Ta długoterminowa perspektywa może być bardzo przydatna w postawieniu trafnej diagnozy.

Chociaż krewni mogą być ważnym źródłem informacji, ich rola w procesie diagnostycznym musi być rozważona pod względem etycznym i prawnym, zwłaszcza pod względem zachowania prywatności i autonomii pacjenta.

Ogólnie rzecz biorąc, krewni mogą odgrywać kluczową rolę w procesie diagnostycznym, dostarczając cennych informacji i wsparcia. W najlepszym przypadku pracownicy służby zdrowia i krewni współpracują ze sobą, aby umożliwić dokładną diagnozę i utorować drogę do skutecznego leczenia.

Jednak relacje między pacjentami a ich krewnymi nie zawsze są wolne od obciążeń. Relacje między osobami chorymi psychicznie a ich krewnymi mogą być napięte lub zaburzone z różnych powodów. Jednym z głównych czynników jest natura samej choroby, która może mieć głęboki wpływ nie tylko na osobę dotkniętą chorobą, ale także na jej otoczenie społeczne. Objawy takie jak wahania nastroju, wycofanie społeczne, lęk lub paranoja mogą znacznie utrudnić otwartą i zdrową komunikację między chorym a jego bliskimi.

Nieprzewidywalność wielu chorób psychicznych stanowi kolejne wyzwanie. Nastroje i zachowania mogą się szybko zmieniać, co utrudnia członkom rodziny odpowiednią reakcję i wsparcie. Ta dynamika może prowadzić do atmosfery napięcia i nieufności, która może nadwyrężyć każdy związek.

Pewną rolę odgrywa również stygmatyzacja chorób psychicznych. W wielu społeczeństwach choroby psychiczne są skażone wstydem i uprzedzeniami, co może prowadzić do ukrywania lub zaprzeczania chorobie zarówno przez osoby cierpiące, jak i ich krewnych. Utrudnia to otwartą komunikację i dostęp do niezbędnego wsparcia i leczenia.

Nie należy również lekceważyć obciążenia psychicznego członków rodziny. Opieka nad członkiem rodziny cierpiącym na chorobę psychiczną może być niezwykle stresująca i może powodować lub nasilać własne problemy ze zdrowiem psychicznym lub fizycznym. W takich przypadkach zdolność krewnych do okazywania wsparcia i empatii może zostać wyczerpana, co z kolei nadwyręża relacje z chorym członkiem rodziny.

Brak wiedzy i zrozumienia natury choroby może również prowadzić do nieporozumień i konfliktów. Bez odpowiedniego wykształcenia i przeszkolenia krewni mogą błędnie interpretować objawy lub mieć nierealistyczne oczekiwania wobec osoby chorej. Może to prowadzić do frustracji i rozczarowania po obu stronach.

Ponadto w niektórych przypadkach krewni mogą rozwinąć niezdrowe mechanizmy radzenia sobie lub wzorce zachowań, takie jak współuzależnienie lub nadmierna kontrola, co dodatkowo nadwyręża związek.

Ogólnie rzecz biorąc, interakcje między osobami cierpiącymi na choroby psychiczne a członkami ich rodzin mogą być skomplikowane z powodu różnych czynników emocjonalnych, psychologicznych i społecznych. Złożona dynamika tych relacji często wymaga profesjonalnego wsparcia w postaci terapii rodzinnej lub specjalistycznych usług doradczych, aby przyczynić się do lepszego zrozumienia i skuteczniejszej komunikacji. Jeśli problemy między pacjentami a członkami ich rodzin utrzymują się, zawodzi podstawowe źródło pomocy w zakresie diagnozy i wsparcia.

Różnica między objawami a diagnozami

Różnica między objawami a diagnozami jest ważnym aspektem w kontekście medycznym, zwłaszcza w przypadku chorób psychicznych. Oba terminy są często używane w odniesieniu do rozpoznawania i leczenia problemów zdrowotnych, ale nie oznaczają tego samego i mają różne implikacje.

Objawy to oznaki lub przejawy choroby lub stanu. Są to subiektywne doświadczenia odczuwane przez daną osobę lub obiektywne obserwacje, które można wykryć za pomocą testów, pomiarów lub badań lekarskich. Objawy są tym, co prowadzi pacjentów do wizyty u lekarza: ból, zmęczenie, niepokój, dezorientacja itp. W psychiatrii objawy mogą obejmować szeroki zakres zaburzeń emocjonalnych, poznawczych i behawioralnych, od depresji i halucynacji po wycofanie społeczne i zachowania kompulsywne. Należy zauważyć, że objawy same w sobie nie stanowią diagnozy. Są one raczej wskazówkami, które lekarze i inni specjaliści wykorzystują do postawienia diagnozy.

Diagnoza to etykieta lub nazwa dla określonego wzorca objawów, zwykle definiowanego przez wytyczne kliniczne i kryteria diagnostyczne. Diagnoza podsumowuje zestaw objawów i oznak w sposób umożliwiający lekarzom i innym pracownikom służby zdrowia tworzenie planów leczenia, prognozowanie i prowadzenie badań naukowych. Diagnozy są często stawiane przy użyciu standardowych narzędzi diagnostycznych, takich jak DSM-5 (Diagnostic and

Statistical Manual of Mental Disorders, 5th Edition) lub ICD-10 (International Classification of Diseases, 10th Revision).

Rozróżnienie to ma kluczowe znaczenie, ponieważ objawy same w sobie niekoniecznie oznaczają konkretne leczenie lub rokowanie. Należy je rozpatrywać w kontekście pełnej diagnozy. Na przykład to, że ktoś jest smutny, nie oznacza, że cierpi na poważne zaburzenie depresyjne; smutek może być objawem wielu możliwych diagnoz lub nawet normalną reakcją na sytuację życiową.

W praktyce zadaniem pracownika służby zdrowia jest dokładna ocena objawów, przeprowadzenie dalszych badań i wykorzystanie tych informacji do postawienia diagnozy. Jest to proces, który często wymaga serii testów, wywiadów, a czasem obserwacji przez długi czas.

Krewni mogą odgrywać ważną rolę w tym procesie, dostarczając dodatkowych obserwacji i kontekstu dla objawów, co z kolei może przyczynić się do dokładności ostatecznej diagnozy.

Możliwe konsekwencje opóźnionej lub nieprawidłowej diagnozy

Opóźniona lub nieprawidłowa diagnoza choroby psychicznej może mieć poważne, czasem daleko idące konsekwencje, zarówno dla pacjenta, jak i jego otoczenia społecznego.

Im dłużej zwleka się z podjęciem odpowiedniego leczenia, tym bardziej stan osoby dotkniętej chorobą może się pogarszać. Na przykład w przypadku choroby psychicznej może to oznaczać wzrost lęku, depresji, a nawet myśli samobójczych. Nieprawidłowa diagnoza może prowadzić do niewłaściwego lub nieskutecznego leczenia. Jest to nie tylko strata czasu i zasobów, ale może również podważyć zaufanie pacjenta do systemu opieki zdrowotnej. W najgorszym przypadku niewłaściwy lek lub podejście terapeutyczne może nawet pogorszyć stan pacjenta.

Nieleczona choroba psychiczna może mieć negatywny wpływ na relacje społeczne i zawodowe danej osoby. Zdolność do pracy lub utrzymywania kontaktów społecznych może być upośledzona, co z kolei może prowadzić do izolacji i błędnego koła pogarszających się objawów.

Ważną kwestią jest również stres członków rodziny i innych krewnych. Stres związany z opieką nad chorym psychicznie krewnym może prowadzić do dalszych problemów ze zdrowiem psychicznym i fizycznym samych opiekunów.

Opóźniona lub nieprawidłowa diagnoza może przyczynić się do stygmatyzacji danej osoby. Brak jasnej diagnozy może być interpretowany przez innych jako oznaka słabości lub moralnej porażki, co może sprzyjać samostygmatyzacji pacjenta i utrudniać dostęp do wysokiej jakości opieki.

Brak dokładnej diagnozy może również rodzić kwestie etyczne i prawne, zwłaszcza w przypadku znacznego zwiększenia cierpienia pacjenta.

Biorąc pod uwagę te liczne możliwe konsekwencje, konieczne jest, aby lekarze, specjaliści ds. zdrowia psychicznego i inne osoby zaangażowane w system opieki zdrowotnej zrobili wszystko, co w ich mocy, aby postawić dokładną i terminową diagnozę. Ścisła współpraca z krewnymi pacjenta może być bardzo korzystna. Mogą oni dostarczyć ważnych informacji i pomóc uniknąć błędnej diagnozy i opóźnionego leczenia.

Wiele diagnoz dla jednego pacjenta

W psychiatrii częściej zdarza się, że u jednego pacjenta stawia się kilka różnych diagnoz, a powodów tego jest wiele. Jednym z najważniejszych jest nieodłączna złożoność chorób psychicznych. Wiele zaburzeń psychicznych ma nakładające się objawy i cechy, które utrudniają postawienie jasnej diagnozy. Na przykład, zarówno depresja, jak i zaburzenia lękowe mogą mieć objawy takie jak problemy ze snem, trudności z koncentracją i wycofanie społeczne. Obecność chorób współistniejących, tj. współwystępowanie więcej niż jednej choroby psychicznej lub fizycznej, może dodatkowo komplikować jasność diagnostyczną.

Kolejnym czynnikiem są same kryteria diagnostyczne. W psychiatrii istnieją różne podręczniki i wytyczne diagnostyczne, takie jak DSM (Diagnostyczny i Statystyczny Podręcznik Zaburzeń Psychicznych) lub ICD

(Międzynarodowa Klasyfikacja Chorób), z których każdy ma własne kryteria i kategorie zaburzeń psychicznych. Ponieważ kryteria te mogą również zmieniać się w czasie, zawsze istnieje możliwość różnych diagnoz.

Subiektywność również odgrywa ważną rolę. W przeciwieństwie do wielu innych specjalizacji medycznych, w psychiatrii istnieje niewiele obiektywnych testów lub procedur pomiarowych. Diagnozy często opierają się na ocenie klinicznej, na którą wpływa doświadczenie i perspektywa lekarza prowadzącego. Dwóch lekarzy może różnie interpretować te same objawy, a tym samym stawiać różne diagnozy.

Dynamika zdrowia psychicznego jest kolejnym ważnym aspektem. Choroby psychiczne często mają charakter epizodyczny lub ewoluują w czasie, co może oznaczać konieczność dostosowania diagnozy. Pacjent, u którego pierwotnie zdiagnozowano epizod depresji, może później rozwinąć objawy choroby afektywnej dwubiegunowej, co wymaga zmiany diagnozy.

Brak komunikacji i koordynacji między różnymi pracownikami służby zdrowia może również prowadzić do różnych diagnoz. Zwłaszcza w większych systemach opieki zdrowotnej lub gdy zaangażowanych jest kilku specjalistów, nie wszystkie istotne informacje mogą być wymieniane między lekarzami prowadzącymi leczenie.

Ogólnie rzecz biorąc, różnorodność możliwych diagnoz w psychiatrii może być postrzegana jako odzwierciedlenie złożonej natury chorób psychicznych oraz ograniczonych i ewoluujących narzędzi i kryteriów diagnostycznych. Ta różnorodność diagnoz wskazuje na potrzebę dokładnej oceny diagnostycznej, współpracy interdyscyplinarnej i ciągłego szkolenia specjalistów w zakresie zdrowia psychicznego.

Częstotliwość błędnych diagnoz

W psychiatrii zdarzają się błędne diagnozy. Nie można udzielić ogólnej odpowiedzi na pytanie, czy jest ich więcej niż w innych dziedzinach medycyny. Gdyby tak było, istniałyby ku temu powody:

Po pierwsze, psychiatria jest dziedziną zajmującą się różnymi zaburzeniami psychicznymi, których objawy często nakładają się na siebie lub są niespecyficzne. To sprawia, że diagnoza jest szczególnie trudna. W przeciwieństwie do wielu innych dyscyplin medycznych, psychiatria rzadko ma wyraźne biomarkery lub wskaźniki fizyczne, które pozwalają na jednoznaczną diagnozę. Zamiast tego diagnoza często opiera się na interpretacji wzorców zachowań, samoopisów i obserwacji klinicznych, które mogą być subiektywne.

Pewną rolę odgrywa również dynamika relacji lekarz-pacjent. Pacjent, który czuje się niekomfortowo lub nie ujawnia całej prawdy, może utrudniać diagnozę. W niektórych przypadkach stygmatyzacja związana z niektórymi chorobami psychicznymi prowadzi również do tłumienia lub ukrywania pewnych objawów, co z kolei może wpływać na dokładność diagnozy.

Ponadto zaburzenia psychiczne są często złożone i wieloczynnikowe, co oznacza, że często są spowodowane kombinacją czynników genetycznych, środowiskowych i psychospołecznych. Ta złożoność może utrudniać postawienie jasnej diagnozy, zwłaszcza jeśli nie wszystkie istotne informacje są dostępne lub jeśli pacjent cierpi na kilka zaburzeń jednocześnie, co jest znane jako współwystępowanie.

Podobnie, brak odpowiednio przeszkolonych specjalistów i presja na szybkie postawienie diagnozy w celu zainicjowania planów leczenia może prowadzić do błędów. W przeciążonych systemach opieki zdrowotnej czas na szczegółowe wywiady diagnostyczne jest często ograniczony do minimum, co zwiększa ryzyko błędnej diagnozy.

Innym problemem jest stale ewoluujący charakter badań psychiatrycznych. Wraz z nowymi wynikami badań zmieniają się kryteria diagnostyczne, co może prowadzić do korekty lub ponownej oceny diagnozy.

Ostatecznie to połączenie nieodłącznej złożoności chorób psychicznych, ograniczonych narzędzi diagnostycznych, dynamiki relacji lekarz-pacjent, wąskich gardeł systemowych i stale rozwijającej się wiedzy naukowej prowadzi do zwiększonego prawdopodobieństwa błędnej diagnozy w psychiatrii. Podkreśla to potrzebę ciągłej edukacji i szkolenia specjalistów, poprawy systemu opieki zdrowotnej i dalszych badań w celu zwiększenia dokładności diagnostycznej.

Opcje leczenia

Istnieje wiele opcji leczenia chorób psychicznych, często opartych na konkretnych potrzebach danej osoby. Oto krótki przegląd:

- Leczenie farmakologiczne: W celu złagodzenia objawów można stosować leki przeciwdepresyjne, przeciwpsychotyczne, przeciwlękowe i inne.
- Psychoterapia: Obejmuje terapię rozmową, terapię poznawczo-behawioralną, psychologię głębi i wiele innych form interwencji psychologicznej.
- Terapia skojarzona: Połączenie leków i psychoterapii jest często najskuteczniejszym podejściem, szczególnie w przypadku ciężkich chorób.
- Terapia elektrowstrząsowa (ECT): Zwykle stosowana tylko w przypadku ciężkiej depresji lub psychozy, gdy inne metody leczenia zawodzą.
- Metody terapii behawioralnej: Mogą one obejmować trening indywidualny, terapię grupową lub terapię rodzinną i często mają na celu promowanie mechanizmów radzenia sobie.
- Terapie uzupełniające: Obejmują one arteterapię, muzykoterapię, trening uważności i inne uzupełniające podejścia terapeutyczne.
- Socjoterapia: wsparcie w zakresie reintegracji społecznej, rehabilitacji zawodowej i umiejętności społecznych.

Wybór odpowiedniej opcji leczenia zależy od dokładnej diagnozy, stopnia zaawansowania choroby, indywidualnych potrzeb pacjenta oraz zasobów i wiedzy zespołu terapeutycznego. Ścisła współpraca między wszystkimi zaangażowanymi stronami, w tym krewnymi, ma kluczowe znaczenie dla powodzenia leczenia.

Leczenie farmakologiczne

Leczenie farmakologiczne zaburzeń psychicznych to dziedzina wymagająca starannej diagnozy, monitorowania i dostosowywania leków. Istnieją różne klasy leków stosowanych w leczeniu zaburzeń psychicznych, w zależności od konkretnego zaburzenia, nasilenia objawów i indywidualnych potrzeb pacjenta.

- Leki przeciwdepresyjne: Leki te są stosowane głównie w leczeniu depresji, ale mogą być również przydatne w przypadku innych zaburzeń, takich jak zaburzenia lękowe. Do najbardziej znanych należą SSRI (selektywne inhibitory wychwytu zwrotnego serotoniny), takie jak fluoksetyna i sertralina.
- Leki przeciwpsychotyczne: Są one zwykle stosowane w leczeniu psychozy, a czasami choroby afektywnej dwubiegunowej. Przykładami są risperidon i olanzapina. Leki te mogą mieć poważne skutki uboczne i dlatego wymagają starannego monitorowania.

- Leki przeciwlękowe: Leki te, podobnie jak benzodiazepiny, są przeznaczone do łagodzenia lęku. Zwykle jednak nadają się tylko do krótkotrwałego stosowania, ponieważ niosą ze sobą ryzyko uzależnienia.
- Leki stabilizujące nastrój: Leki takie jak lit i walproinian są często stosowane w chorobie afektywnej dwubiegunowej w celu kontrolowania skrajnych wahań nastroju.
- Stymulanty: Leki pobudzające, takie jak metylofenidat, są często przepisywane w przypadku zespołu nadpobudliwości psychoruchowej z deficytem uwagi (ADHD).
- Inne leki: Ponadto w niektórych przypadkach mogą być stosowane inne rodzaje leków, takie jak leki antycholinergiczne w celu leczenia skutków ubocznych lub beta-blokery w celu zmniejszenia częstości akcji serca.

Należy podkreślić, że wybór odpowiedniego leku, dawkowanie i czas trwania leczenia muszą być indywidualnie dostosowane i starannie monitorowane. Regularne wizyty u lekarza i badania laboratoryjne są często niezbędne do oceny skuteczności leczenia i wczesnego wykrycia ewentualnych skutków ubocznych. Ścisła współpraca z zespołem terapeutycznym i, w razie potrzeby, z krewnymi jest niezbędna do osiągnięcia najlepszego możliwego sukcesu leczenia.

Psychoterapia

Psychoterapia jest podstawową opcją leczenia szeregu chorób psychicznych i stanowi platformę dla pacjentów do odkrywania swoich myśli, uczuć i zachowań w bezpiecznym, pełnym zaufania środowisku. Często tworzy relację jeden na jeden między terapeutą a pacjentem, chociaż możliwa jest również terapia grupowa lub rodzinna.

Istnieją różne formy psychoterapii, w tym terapia poznawczo-behawioralna (CBT), psychologia głębi lub terapia psychoanalityczna, terapia systemowa i wiele innych. Każde z tych podejść ma własne teorie dotyczące przyczyn chorób psychicznych, a także konkretne techniki mające na celu wprowadzenie zmian.

Głównym celem psychoterapii jest złagodzenie objawów, poprawa samopoczucia i jakości życia. Osiąga się to poprzez wspólną pracę terapeuty i pacjenta nad identyfikacją i zmianą destrukcyjnych lub niepokojących wzorców myślowych, uczuć i zachowań.

Czas trwania i częstotliwość sesji terapeutycznych mogą się różnić i często zależą od stopnia zaawansowania choroby, indywidualnych potrzeb pacjenta i względów praktycznych. Niektóre osoby mogą skorzystać z krótkoterminowej terapii obejmującej tylko kilka sesji, podczas gdy inne mogą potrzebować długoterminowego wsparcia.

Psychoterapia jest często stosowana w połączeniu z lekami, szczególnie w ciężkich lub złożonych przypadkach. Integracja różnych metod leczenia ma kluczowe znaczenie dla powodzenia terapii.

W wielu przypadkach krewni mogą być również zaangażowani w proces terapii, albo poprzez oddzielne sesje z terapeutą, albo poprzez uczestnictwo we wspólnych sesjach. Jest to szczególnie pomocne, jeśli choroba pacjenta wpływa również na środowisko rodzinne lub jeśli wsparcie sieci społecznej jest ważne dla powrotu do zdrowia.

Ogólnie rzecz biorąc, psychoterapia jest wszechstronną i elastyczną opcją leczenia, która umożliwia wprowadzenie głębokich zmian w emocjonalnym i psychicznym samopoczuciu pacjenta. Jest to kluczowy element kompleksowego planu leczenia chorób psychicznych.

Podejścia łączone

Podejścia łączone w leczeniu chorób psychicznych zwykle oznaczają stosowanie więcej niż jednej formy terapii w celu zapewnienia bardziej skutecznej i holistycznej opieki nad pacjentem. Jest to szczególnie ważne w przypadku złożonych lub ciężkich zaburzeń, w których pojedyncze formy leczenia mogą nie być wystarczające, aby skutecznie zająć się wszystkimi aspektami choroby.

Jedną z najczęstszych kombinacji jest stosowanie leków w połączeniu z psychoterapią. Podczas gdy leki mogą być stosowane w celu szybkiego złagodzenia lub kontrolowania ostrych objawów, psychoterapia ma na celu identyfikację i zmianę podstawowych problemów i wzorców, które przyczyniają się do choroby.

W wielu przypadkach tworzony jest interdyscyplinarny zespół psychiatrów, psychologów, pracowników socjalnych i innych specjalistów, aby opiekować się pacjentem z różnych perspektyw. Pozwala to na stworzenie holistycznego planu leczenia, który uwzględnia zarówno psychologiczne, jak i społeczne i fizyczne aspekty choroby.

Krewni mogą również odgrywać ważną rolę w leczeniu skojarzonym, zwłaszcza gdy choroba psychiczna ma poważny wpływ na życie rodzinne. Poprzez terapię rodzinną, doradztwo i strategie rodzicielskie, krewni mogą dowiedzieć się, jak najlepiej wspierać osobę cierpiącą.

Oprócz głównego leczenia można również włączyć terapie uzupełniające, takie jak arteterapia, muzykoterapia lub metody zorientowane na ciało, takie jak joga lub trening uważności. Te formy terapii mogą pomóc zmniejszyć stres, wzmocnić pewność siebie i ogólnie przyczynić się do stabilności psychicznej.

Ważnym aspektem terapii skojarzonej jest indywidualne dostosowanie planu leczenia do konkretnych potrzeb i okoliczności pacjenta. To, co działa w przypadku jednej osoby, niekoniecznie jest odpowiednie dla wszystkich, a leczenie często wymaga dostosowania w miarę postępów, aby było optymalnie skuteczne.

Zastosowanie połączonych podejść w leczeniu chorób psychicznych oferuje zatem możliwość zapewnienia bardziej kompleksowej i skutecznej terapii, która uwzględnia wieloczynnikowy charakter tych zaburzeń.

Terapie alternatywne

Terapie alternatywne w leczeniu chorób psychicznych mogą być ważnym uzupełnieniem konwencjonalnych metod, takich jak leki i psychoterapia. Zazwyczaj mają one na celu promowanie ogólnego dobrego samopoczucia i mogą dotyczyć zarówno fizycznych, jak i psychologicznych aspektów zdrowia. Podczas gdy niektóre terapie alternatywne przeszły szeroko zakrojone badania naukowe, innym brakuje rygorystycznych dowodów naukowych na ich skuteczność.

Terapie alternatywne obejmują medytację uważności, akupunkturę, leki ziołowe i zmiany w diecie. Co więcej, metody zorientowane na ciało, takie jak joga, tai chi i qigong są popularne, ponieważ koncentrują się zarówno na ciele, jak i umyśle.

Terapie alternatywne mogą być pomocne w przypadku różnych objawów, takich jak stres, lęk lub łagodna depresja. Jednak zazwyczaj nie są one przeznaczone jako substytut, ale jako uzupełnienie konwencjonalnych metod leczenia. W przypadku poważnych lub złożonych chorób psychicznych należy je stosować wyłącznie w porozumieniu z wykwalifikowanym lekarzem.

Wybór odpowiedniej alternatywnej formy terapii powinien zawsze opierać się na indywidualnych potrzebach i specyficznej symptomatologii pacjenta. Nie każda metoda jest odpowiednia dla każdego, a czasami połączenie kilku podejść jest najbardziej skuteczne.

Ważne jest, aby pamiętać o możliwych zagrożeniach i skutkach ubocznych, zwłaszcza gdy alternatywne formy terapii są stosowane w połączeniu z lekami. Na przykład preparaty ziołowe mogą wchodzić w interakcje z lekami i nie każda forma terapii alternatywnej jest odpowiednia dla wszystkich osób.

Krewni mogą często odgrywać rolę wspierającą w odkrywaniu i stosowaniu alternatywnych terapii. Mogą zachęcać do wypróbowywania różnych metod i pomagać w ocenie ich skuteczności.

Ogólnie rzecz biorąc, alternatywne formy terapii oferują dodatkową możliwość uzupełnienia leczenia chorób psychicznych i poprawy samopoczucia pacjenta. Należy je jednak stosować ostrożnie i najlepiej w porozumieniu z terapeutą lub lekarzem.

Najnowsze badania i podejścia eksperymentalne

Jednym z obiecujących obszarów badań jest genomika, w której informacje genetyczne danej osoby są wykorzystywane do opracowywania dostosowanych planów leczenia. Celem jest poprawa skuteczności i bezpieczeństwa leków poprzez lepsze zrozumienie, w jaki sposób różne osoby reagują na określone metody leczenia.

Wraz z pojawieniem się sztucznej inteligencji i uczenia maszynowego, w opiece nad zdrowiem psychicznym pojawia się coraz więcej podejść opartych na danych. Technologie te są wykorzystywane między innymi do wczesnego wykrywania objawów, diagnozowania i monitorowania postępów leczenia.

Innym ekscytującym obszarem badań są techniki neuromodulacji, takie jak przezczaszkowa stymulacja magnetyczna (TMS) lub głęboka stymulacja mózgu (DBS). Metody te mają na celu bezpośrednią stymulację określonych obszarów mózgu w celu złagodzenia objawów.

Stosowanie substancji psychodelicznych, takich jak psylocybina lub LSD w kontrolowanych warunkach terapeutycznych, jest kolejnym eksperymentalnym podejściem, które nabiera rozpędu. Wczesne badania wykazują obiecujące wyniki w leczeniu depresji, zaburzeń lękowych i PTSD.

Istnieje również coraz więcej badań nad wpływem mikrobiomu jelitowego na zdrowie psychiczne. Pomysł polega na tym, że zmiana flory jelitowej może również wpływać na objawy zdrowia psychicznego.

Rola członków rodziny jest również coraz częściej badana w celu opracowania lepszych modeli wsparcia i podejść terapeutycznych dla członków rodziny.

Należy pamiętać, że wiele z tych metod wciąż znajduje się w fazie eksperymentalnej i wymaga dalszych badań w celu potwierdzenia ich skuteczności i bezpieczeństwa. Każdy zainteresowany takimi metodami leczenia powinien zdecydowanie omówić to ze swoim lekarzem prowadzącym lub terapeutą.

Długoterminowe i krótkoterminowe cele leczenia

Cele leczenia chorób psychicznych mogą się różnić w zależności od rodzaju choroby, nasilenia objawów i indywidualnych potrzeb pacjenta. Ogólnie jednak można je podzielić na cele krótkoterminowe i długoterminowe.

Cele krótkoterminowe często koncentrują się na łagodzeniu ostrych objawów i stabilizacji pacjenta. Obejmuje to na przykład zmniejszenie objawów lękowych lub depresyjnych, poprawę snu lub kontrolowanie zachowań impulsywnych lub samookaleczających. W tej fazie terapia lekowa może często szybko działać w celu kontrolowania ostrych objawów. Krótkoterminowe interwencje psychoterapeutyczne, takie jak terapia poznawczo-behawioralna, mogą być również stosowane w celu zapewnienia pacjentowi narzędzi do radzenia sobie ze stresorami lub czynnikami wyzwalającymi.

Cele długoterminowe są często bardziej złożone i wielowarstwowe. W tym przypadku nacisk kładziony jest na trwałą poprawę jakości życia i osiągnięcie jak największej niezależności. Obejmuje to długoterminową kontrolę objawów, ale także radzenie sobie z głęboko zakorzenionymi problemami psychologicznymi lub traumatycznymi doświadczeniami. Ważnym aspektem jest również promowanie kompetencji społecznych i poprawa umiejętności nawiązywania relacji. Długoterminowe cele mogą również obejmować reintegrację zawodową i rozwój perspektyw życiowych. Leczenie może obejmować zarówno długoterminowe procedury psychoterapeutyczne, jak i środki rehabilitacyjne.

Ważne jest, aby krewni rozumieli zarówno krótkoterminowe, jak i długoterminowe cele leczenia, aby skutecznie wspierać osobę z chorobą. Krewni mogą pomóc monitorować postępy i pomagać w realizacji celów leczenia.

Dostosowanie krótko- i długoterminowych celów jest dynamicznym procesem, który wymaga ścisłej współpracy między pacjentem, zespołem terapeutycznym i członkami rodziny. Takie zintegrowane podejście zwiększa prawdopodobieństwo pomyślnego zakończenia leczenia.

Jak krewni mogą wspierać

Krewni odgrywają często niedocenianą, ale niezwykle ważną rolę w procesie zdrowienia osób cierpiących na choroby psychiczne. Ich wsparcie może przybierać różne formy i znacząco przyczyniać się do poprawy jakości życia osoby chorej.

Życzliwe ucho i wsparcie emocjonalne są często niezastąpione. Pewność, że jest ktoś, kto wysłucha i okaże zrozumienie, może być bardzo uspokajająca dla osoby cierpiącej. Ale uwaga: wsparcie emocjonalne nie oznacza, że ktoś powinien przejąć rolę terapeuty; profesjonalna pomoc pozostaje niezbędna.

Krewni mogą aktywnie informować się, aby lepiej zrozumieć chorobę i możliwości leczenia. Jest to ważne nie tylko w bezpośrednim kontakcie z osobą cierpiącą na chorobę, ale także w celu zapewnienia świadomej drugiej opinii podczas wizyty u lekarza lub udziału w sesjach terapeutycznych.

Zwłaszcza na początku leczenia towarzyszenie osobom na wizytach lekarskich lub terapeutycznych może być bardzo pomocne. Nie tylko sygnalizuje to wsparcie, ale może również pomóc w zrozumieniu i przetworzeniu często złożonych informacji medycznych.

W zależności od stopnia zaawansowania choroby, codzienne zadania mogą również stanowić wyzwanie. W tym przypadku praktyczne wsparcie, na przykład przy zakupach lub pracach domowych, może być bardzo pomocne.

Nie mniej ważne jest, aby członkowie rodziny dbali również o własne zdrowie psychiczne. Wspieranie osoby chorej psychicznie może być bardzo stresujące emocjonalnie. Krewni nie powinni zatem wahać się szukać profesjonalnego wsparcia, czy to w formie grup krewnych, czy własnej terapii.

Poprzez wszystkie te różne rodzaje wsparcia, krewni mogą wnieść znaczący wkład w promowanie sukcesu leczenia i trwałą poprawę jakości życia osoby z chorobą.

Wsparcie emocjonalne

Wsparcie emocjonalne jest jedną z najważniejszych form wsparcia, jakie członkowie rodziny mogą zapewnić osobom cierpiącym na choroby psychiczne. Może ono znacznie zmniejszyć obciążenie psychiczne osoby cierpiącej na chorobę psychiczną i złagodzić poczucie izolacji, które często towarzyszy chorobie psychicznej. Wsparcie emocjonalne oznacza coś więcej niż tylko obecność lub werbalną aprobatę; obejmuje ono głęboką, empatyczną więź i zrozumienie emocjonalnych i psychologicznych wyzwań, przed którymi stoi osoba z chorobą psychiczną.

Kluczowe znaczenie ma empatyczne słuchanie oraz okazywanie zrozumienia i akceptacji. Ważne jest, aby traktować osobę dotkniętą chorobą poważnie i dać jej poczucie, że jej emocje i doświadczenia są ważne. Może to pomóc wzmocnić poczucie własnej wartości osoby cierpiącej i dać jej poczucie bezpieczeństwa, że nie jest sama w procesie zdrowienia.

Jednak wsparcie emocjonalne może być również trudne i stresujące emocjonalnie dla samych krewnych. Bycie wspierającym i empatycznym z jednej strony, a utrzymywanie własnych granic emocjonalnych z drugiej, to balansowanie. Dlatego równie ważne jest, aby krewni dbali o własne zdrowie emocjonalne i, jeśli to konieczne, szukali profesjonalnej pomocy w celu wzmocnienia własnej odporności.

Ważne jest również, aby zdać sobie sprawę, że wsparcie emocjonalne nie może zastąpić profesjonalnego leczenia psychologicznego. Dlatego też powinno być ono zawsze postrzegane jako uzupełnienie terapii opartej na medycynie. Może być jednak niezwykle cenne we wspieraniu osoby cierpiącej w podjęciu pierwszego kroku w kierunku poszukiwania profesjonalnej pomocy i kontynuowania terapii.

Ogólnie rzecz biorąc, wsparcie emocjonalne może mieć znaczący pozytywny wpływ na proces powrotu do zdrowia poprzez wzmocnienie motywacji do leczenia, promowanie przestrzegania planów leczenia i poprawę ogólnej jakości życia osoby z chorobą.

Komunikacja z pracownikami służby zdrowia

Komunikacja z personelem medycznym jest kolejnym kluczowym aspektem, w którym krewni osób cierpiących na choroby psychiczne mogą odgrywać ważną rolę. Szczególnie na wczesnych etapach diagnozy i późniejszego leczenia komunikacja między lekarzem, terapeutą i pacjentem może być złożona i myląca. W takich momentach krewni mogą odgrywać niezastąpioną rolę jako mediatorzy i osoby wspierające.

Krewni mogą pomóc w lepszym zrozumieniu i uporządkowaniu informacji medycznych wymienianych podczas diagnozy i leczenia. Mogą zadawać pytania, których sam pacjent może nie mieć odwagi zadać lub o nich pomyśleć. Mogą również pomóc w dokumentowaniu ważnych informacji, takich jak harmonogramy przyjmowania leków, objawy lub zmiany w zachowaniu, które występują między wizytami u lekarza.

Ponadto krewni mogą działać jako wsparcie moralne podczas wizyt u lekarza. Sama obecność znajomej osoby może złagodzić lęki i obawy pacjenta oraz dać mu więcej pewności siebie w kontaktach z personelem medycznym.

Krewni mogą również odgrywać kluczową rolę w podejmowaniu decyzji, zwłaszcza jeśli chodzi o ważne decyzje medyczne, takie jak wybór metody leczenia. Ich perspektywa może dać zespołowi terapeutycznemu dodatkowy wgląd w preferencje i obawy pacjenta, które w przeciwnym razie mogłyby zostać przeoczone.

Ważne jest jednak, aby krewni szanowali autonomię pacjenta w tym procesie. Chociaż odgrywają rolę wspierającą, nie powinni podejmować decyzji za pacjenta, chyba że są do tego prawnie upoważnieni.

Z drugiej strony, krewni muszą mieć świadomość, że nie są ekspertami medycznymi. Ich celem powinno być ułatwienie dialogu między pacjentem a zespołem medycznym, a nie udzielanie porad medycznych, chyba że sami są wykwalifikowani w dziedzinie medycyny.

W idealnej sytuacji komunikacja z pracownikami medycznymi tworzy trójstronną relację, w której pacjent znajduje się w centrum, a lekarz i krewni działają jako podmioty wspierające. Taka forma współpracy może znacząco poprawić jakość opieki medycznej i przyczynić się do bardziej skutecznego i humanitarnego leczenia chorób psychicznych.

Rozpoznawanie sytuacji awaryjnych

Rozpoznawanie sytuacji kryzysowych w kontekście choroby psychicznej jest szczególnie ważnym obszarem, w którym członkowie rodziny mogą odegrać kluczową rolę. Wiele sytuacji kryzysowych w kontekście chorób psychicznych nie jest tak oczywistych, jak na przykład złamanie ręki lub zawał serca, dlatego tym ważniejsze jest zrozumienie oznak i objawów, które mogą wskazywać na sytuację kryzysową. Mogą to być na przykład silne wahania nastroju, myśli samobójcze, halucynacje, silna agresja, a nawet skrajne wycofanie.

Ponieważ członkowie rodziny są często osobami, które najlepiej znają osobę z chorobą i spędzają z nią najwięcej czasu, zazwyczaj jako pierwsi zauważają zmiany w zachowaniu lub stanie psychicznym. Obejmuje to obserwowanie oznak nadużywania substancji, drastycznych zmian w zachowaniu lub innych potencjalnych czynników ryzyka nagłego wypadku.

W takich sytuacjach szybkie działanie ma ogromne znaczenie. Krewni powinni wiedzieć, jak szukać pomocy medycznej w nagłych przypadkach. Może to obejmować udanie się do psychiatrycznego pogotowia ratunkowego lub izby przyjęć, a w skrajnych przypadkach wykonanie telefonu alarmowego.

Ponadto przydatne jest wcześniejsze przygotowanie planu awaryjnego. Plan ten powinien zawierać wszystkie ważne kontakty, takie jak te do leczącego psychiatry lub psychoterapeuty, a także listę leków przyjmowanych przez chorego. Powinien on również zawierać instrukcje dotyczące szczególnych sytuacji, takich jak postępowanie w przypadku wystąpienia myśli samobójczych.

Ważne jest jednak również, aby krewni chronili siebie. W niektórych przypadkach kryzysowi psychicznemu może towarzyszyć agresywne lub nieobliczalne zachowanie. W takich sytuacjach ważne jest, aby najpierw zapewnić sobie bezpieczeństwo, zanim spróbuje się pomóc choremu.

Ostatecznie, rozpoznawanie sytuacji kryzysowych jest umiejętnością, która wymaga zarówno wiedzy na temat konkretnej choroby, jak i głębokiego zrozumienia osoby cierpiącej na tę chorobę. Jest to trudne, ale niezwykle ważne zadanie, a krewni powinni polegać nie tylko na swojej intuicji, ale także na solidnej wiedzy medycznej. Prawidłowo reagując w sytuacjach kryzysowych, bliscy mogą nie tylko uchronić chorą osobę przed bezpośrednim niebezpieczeństwem, ale także mieć długofalowy pozytywny wpływ na jej proces zdrowienia.

Praktyczne wskazówki dotyczące codziennego życia

Praktyczne wskazówki dotyczące codziennego życia mogą być szczególnie pomocne dla krewnych osób z chorobami psychicznymi, aby ułatwić codzienne wspólne życie oraz wspierać leczenie i powrót do zdrowia osoby z chorobą. Jest to podejście holistyczne, które uwzględnia aspekty fizyczne, emocjonalne i psychologiczne.

Główny nacisk należy położyć na organizację dnia. Jasna rutyna może pomóc osobie czuć się bezpieczniej i pewniej. Rutyna ta może obejmować proste rzeczy, takie jak wspólne posiłki lub spacery. Ważne jest, aby zachować elastyczność, aby osoba nie czuła się ograniczona.

Zdrowie fizyczne jest tak samo ważne jak zdrowie psychiczne. Uprawianie sportu lub po prostu ćwiczenia na świeżym powietrzu mogą mieć pozytywny wpływ na stan psychiczny. Krewni mogą mieć tutaj motywujący wpływ i na przykład sugerować lub organizować wspólne zajęcia.

Nie należy lekceważyć wsparcia emocjonalnego. Krewni powinni utrzymywać otwartą komunikację oraz okazywać zrozumienie i empatię. Należy jednak uważać, aby osoba cierpiąca nie czuła się traktowana protekcjonalnie lub kontrolowana. Empatyczne słuchanie może być często bardziej pomocne niż rady udzielane w dobrej wierze.

W wielu przypadkach sensowne może być skorzystanie z pomocy profesjonalnych usługodawców, takich jak pielęgniarki lub terapeuci, zwłaszcza jeśli choroba jest bardzo ciężka lub krewni czują się przytłoczeni. Specjaliści ci mogą odciążyć nie tylko osobę chorą, ale także krewnych, poprawiając w ten sposób dynamikę rodziny.

Planowanie finansowe jest również aspektem, który należy wziąć pod uwagę. Leczenie chorób psychicznych może być często kosztowne i ważne jest, aby mieć jasny przegląd dostępnych zasobów. W niektórych przypadkach istnieje wsparcie rządowe lub stypendia na leczenie i warto zbadać te opcje.

Ważna jest również samoopieka członków rodziny. Radzenie sobie z chorobą psychiczną w rodzinie może być bardzo stresujące, a bez odpowiedniej samoopieki krewni mogą być również narażeni na ryzyko zachorowania psychicznego lub fizycznego. Techniki relaksacyjne, zajęcia rekreacyjne lub po prostu czas dla siebie mogą pomóc wzmocnić własną odporność.

Mając na uwadze wszystkie te aspekty, można poprawić nie tylko jakość życia osoby chorej, ale także całego środowiska rodzinnego. Chodzi o znalezienie równowagi między wsparciem dla osoby chorej a własną samoopieką. Dzięki dobrze przemyślanej strategii i jasnym priorytetom członkowie rodziny mogą odgrywać wspierającą i uzdrawiającą rolę w życiu osób cierpiących na choroby psychiczne.

Radzenie sobie z nawrotami i kryzysami

Radzenie sobie z nawrotami i kryzysami jest jednym z najtrudniejszych zadań dla krewnych osób cierpiących na choroby psychiczne. Fazy te mogą być bardzo stresujące nie tylko dla osoby chorej, ale także dla rodziny i przyjaciół. Złożoność tych sytuacji wymaga dobrze przemyślanej strategii, która zarówno radzi sobie z bezpośrednim kryzysem, jak i obejmuje środki zapobiegawcze na przyszłość.

Przede wszystkim ważne jest wczesne rozpoznanie oznak zbliżającego się kryzysu. Jak wspomniano wcześniej, członkowie rodziny często jako pierwsi zauważają zmiany w zachowaniu lub pogarszające się objawy. Wczesne rozpoznanie pozwala na szybszą interwencję i może zmniejszyć nasilenie kryzysu. Objawy takie jak drastyczne zmiany w zachowaniu, silny niepokój lub panika, dezorientacja, ale także oznaki samookaleczenia lub samobójstwa są poważnymi znakami ostrzegawczymi.

W przypadku nawrotu lub ostrego kryzysu nie należy wahać się szukać profesjonalnej pomocy. Może to obejmować udanie się na pogotowie, skontaktowanie się z lekarzem prowadzącym lub terapeutą, a w najgorszym przypadku wykonanie telefonu alarmowego. W takich sytuacjach pomocny może być przygotowany wcześniej plan awaryjny zawierający wszystkie ważne dane kontaktowe i informacje medyczne.

Podczas kryzysu ważne jest zapewnienie zarówno fizycznego, jak i emocjonalnego bezpieczeństwa. Może to oznaczać usunięcie niebezpiecznych przedmiotów z otoczenia lub uspokajające przemawianie do osoby cierpiącej. Należy jednak zachować ostrożność: Nie należy nękać ani osaczać osoby cierpiącej, ponieważ może to pogorszyć objawy.

Po zakończeniu bezpośredniego kryzysu krewni i pacjent powinni przeanalizować wydarzenia wraz ze specjalistami. Co doprowadziło do kryzysu? Jakie środki zapobiegawcze można podjąć, aby uniknąć kryzysów w przyszłości? W wielu przypadkach konieczne może być dostosowanie leków lub strategii leczenia.

Nawroty i kryzysy mogą stanowić ogromne obciążenie emocjonalne dla krewnych. Dlatego ważne jest, aby zadbać również o własne zdrowie psychiczne. Grupy wsparcia, terapia lub po prostu rozmowa z przyjaciółmi mogą być cenną pomocą we wzmacnianiu własnej odporności.

Krótko mówiąc, radzenie sobie z nawrotem i kryzysem to ciągły proces, który wymaga uwagi, przygotowania i siły emocjonalnej. Krewni odgrywają ważną rolę, nie tylko w radzeniu sobie z bezpośrednim kryzysem, ale także w długoterminowej strategii zapobiegania dalszym nawrotom. Poprzez połączenie środków zapobiegawczych, szybkiej interwencji i późniejszej analizy, krewni mogą pomóc zminimalizować wpływ nawrotów i kryzysów oraz wspierać osobę cierpiącą na drodze do wyzdrowienia.

Samoopieka dla krewnych

Samoopieka dla członków rodzin osób cierpiących na choroby psychiczne jest często pomijanym, ale ważnym aspektem radzenia sobie z tymi złożonymi wyzwaniami. Obciążenie psychiczne członków rodziny może być ogromne, ponieważ często muszą oni radzić sobie z silnymi emocjami, takimi jak strach, poczucie winy, rozpacz, a nawet żal. Z tego powodu samoopieka jest nie tylko opcją, ale wręcz koniecznością.

Pierwszym ważnym krokiem w kierunku samoopieki jest świadoma świadomość własnych ograniczeń. Łatwo jest skupić się zbytnio na potrzebach osoby chorej i zaniedbać własne potrzeby. Jest to nie tylko szkodliwe dla własnego zdrowia, ale może ostatecznie ograniczyć naszą zdolność do zapewnienia skutecznego wsparcia. Dlatego ważne jest, aby regularnie zatrzymywać się i zadawać sobie pytania, takie jak: "Jak się dzisiaj czuję? Czego potrzebuję, aby czuć się zregenerowanym i wspieranym?".

Poświęcanie czasu samemu sobie to kolejna ważna strategia dbania o siebie. Niezależnie od tego, czy jest to krótki spacer, aby zdystansować się od stresującej atmosfery w domu, czy dłuższy urlop, aby zregenerować się fizycznie i emocjonalnie, takie przerwy są niezbędne. Stanowią one nie tylko okazję do relaksu, ale także do refleksji i ponownej oceny swojej roli i wykonywanych zadań.

Profesjonalna pomoc w postaci terapii lub doradztwa może być również ważną częścią samoopieki. Specjaliści mogą zapewnić cenny wgląd w wyzwania związane ze zdrowiem psychicznym, z którymi borykają się członkowie rodziny i mogą zasugerować konkretne strategie radzenia sobie. Ponadto wiele społeczności i organizacji oferuje specjalne grupy wsparcia dla krewnych osób cierpiących na choroby psychiczne. W grupach tych można dzielić się doświadczeniami, otrzymywać porady i po prostu czuć się zrozumianym, co z kolei wzmacnia własną odporność.

Innym czynnikiem jest utrzymywanie relacji społecznych poza kontekstem rodzinnym. Przyjaźnie i działania społeczne zapewniają pożądaną zmianę i mogą pomóc w utrzymaniu tożsamości poza rolą krewnego. Stanowią one również ważne źródło wsparcia emocjonalnego i mogą pomóc przełamać często stresującą izolację, której mogą doświadczać krewni.

Ostatecznie, dbanie o siebie jest ciągłym, świadomym procesem. Strategie powinny być elastyczne i dostosowywać się do zmieniających się potrzeb i wyzwań. Dzięki skutecznej samoopiece członkowie rodziny mogą nie tylko poprawić swoje samopoczucie, ale także lepiej zapewnić wsparcie i opiekę osobom, którymi się opiekują.

Zarządzanie stresem

Radzenie sobie ze stresem przez członków rodzin osób cierpiących na choroby psychiczne jest szczególnie ważne, ponieważ często muszą oni stawiać czoła różnym wyzwaniom emocjonalnym i fizycznym. Krewni nie tylko martwią się o dobre samopoczucie chorego członka rodziny, ale często spoczywa na nich ciężar koordynowania wizyt lekarskich, zarządzania lekami, a nawet komunikowania się z różnymi specjalistami medycznymi. Wszystkie te czynniki mogą powodować znaczny stres, który, jeśli nie jest kontrolowany, może prowadzić do wypalenia i dalszych problemów zdrowotnych.

Jedną z najskuteczniejszych technik radzenia sobie ze stresem jest praktyka uważności. Dzięki uważności bliscy uczą się obserwować swoje myśli i uczucia bez osądzania. Może to pomóc stłumić emocjonalne wzloty i upadki oraz stworzyć pewien dystans od wydarzeń wywołujących stres. Praktyki takie jak głębokie oddychanie, medytacja, a nawet uważne spacery mogą być uspokajające w stresujących chwilach.

Ponadto krewni mogą stosować takie techniki, jak zarządzanie czasem i ustalanie priorytetów zadań, aby pomóc w radzeniu sobie z codziennym stresem. Stworzenie jasnego planu tygodnia, w tym wszystkich wizyt lekarskich, podawania leków i innych zobowiązań, może pomóc zmniejszyć uczucie przytłoczenia. Pomocne jest również zaplanowanie określonego czasu na odpoczynek i relaks, aby stres nie przejął kontroli.

Ćwiczenia fizyczne to kolejny skuteczny sposób na zmniejszenie stresu. Nawet proste ćwiczenia, takie jak 30-minutowy spacer, mogą obniżyć poziom hormonu stresu - kortyzolu i uwolnić endorfiny, które działają jak naturalne poprawiacze nastroju. Regularna aktywność fizyczna nie tylko pomaga radzić sobie ze stresem, ale także promuje ogólny stan zdrowia, co jest szczególnie ważne, ponieważ krewni często zaniedbują siebie, opiekując się innymi.

Profesjonalne wsparcie ze strony psychoterapeutów lub doradców, którzy mają doświadczenie w radzeniu sobie ze zdrowiem psychicznym, może być również cenne w opracowywaniu strategii radzenia sobie ze stresem. Mogą oni zasugerować konkretne techniki w oparciu o indywidualne potrzeby i unikalną dynamikę rodziny.

Kluczowe jest również posiadanie sieci wsparcia. Niezależnie od tego, czy są to inni członkowie rodziny, przyjaciele czy grupy wsparcia, dzielenie się z ludźmi, którzy mieli podobne doświadczenia, może przynieść wielką ulgę. Czasami zwykłe poczucie, że nie jest się samemu, jest już potężnym lekarstwem na stres.

Ogólnie rzecz biorąc, zarządzanie stresem dla członków rodziny nie jest jednorazowym zadaniem, ale ciągłym procesem, który wymaga świadomego wysiłku. Wysiłki te są jednak niezbędne, nie tylko w celu zarządzania poziomem stresu, ale także w celu poprawy jakości wsparcia, które można zapewnić choremu członkowi rodziny.

Rozpoznawanie własnych potrzeb emocjonalnych

Uświadamianie sobie i zaspokajanie własnych potrzeb emocjonalnych ma kluczowe znaczenie dla członków rodzin osób cierpiących na choroby psychiczne. W roli osoby wspierającej łatwo może dojść do sytuacji, w której własne potrzeby i dobre samopoczucie schodzą na dalszy plan, gdy staramy się być przy chorym członku rodziny. Na dłuższą metę może to jednak prowadzić do wyczerpania emocjonalnego, rezygnacji, a nawet tak zwanego wypalenia opiekuna.

Pierwsze kroki obejmują autorefleksję, co oznacza świadome poświęcenie czasu na identyfikację własnych uczuć i potrzeb. Możesz zadać sobie pytanie: "Jak naprawdę czuję się w tej sytuacji?" lub "Czego potrzebuję, aby poczuć równowagę emocjonalną?". Pomocne może być również prowadzenie dziennika, aby rejestrować myśli i uczucia oraz identyfikować wzorce.

Kolejnym ważnym aspektem jest komunikacja tych potrzeb. Może to mieć miejsce w rodzinie, ale także w relacjach zawodowych, takich jak z terapeutami lub lekarzami. Otwarta i szczera komunikacja nie tylko pomaga lepiej zrozumieć własne uczucia, ale także pozwala innym lepiej zrozumieć, w jaki sposób mogą być pomocni.

Przydatne może być również poszukiwanie profesjonalnego wsparcia. Terapeuci lub doradcy doświadczeni w radzeniu sobie ze zdrowiem psychicznym mogą zaoferować narzędzia pozwalające lepiej zrozumieć i zarządzać własnymi potrzebami emocjonalnymi. Ponadto mogą oni pomóc w ustaleniu jasnych granic w celu ochrony zarówno własnego dobrobytu, jak i dobrobytu chorego krewnego.

Uczestnictwo w grupach wsparcia również może być cenne. Jest to okazja do wymiany doświadczeń i strategii z innymi osobami znajdującymi się w podobnej sytuacji. Czasami sama świadomość, że nie jest się samemu, przynosi ogromną ulgę emocjonalną.

Równie ważne jest stworzenie przestrzeni do dbania o siebie. Można to zrobić poprzez hobby, spotkania z przyjaciółmi lub proste techniki relaksacyjne. Inwestowanie we własne zdrowie emocjonalne nie jest samolubne; jest konieczne, aby móc skutecznie wspierać innych.

Rozpoznawanie i zaspokajanie własnych potrzeb emocjonalnych jest procesem ciągłym. Wymaga zarówno samoświadomości, jak i proaktywnych działań, ale korzyści są znaczące. Dbając o własny dobrostan emocjonalny, będziemy w stanie lepiej wspierać chorego psychicznie krewnego bez zaniedbywania siebie.

Wyznaczanie granic i samoobrona

Ustalanie granic i samoobrona są kluczowymi elementami wspierania członków rodzin osób cierpiących na choroby psychiczne. Wyzwania stawiane przez takie choroby mogą być zarówno fizycznie, jak i emocjonalnie stresujące. Dlatego też istotne jest ustalenie jasnych granic, aby chronić się przed przepracowaniem i wyczerpaniem emocjonalnym.

Wyznaczanie granic oznacza jasne komunikowanie, co można, a czego nie można robić. Dotyczy to zarówno możliwości czasowych, jak i emocjonalnych. Na przykład, można jasno powiedzieć, że jest się gotowym towarzyszyć lekarzowi, ale nie można przejąć całej koordynacji opieki medycznej. Podobnie, można określić, że chce się być wsparciem emocjonalnym, ale nie może lub nie będzie działać w roli terapeuty. Granice mogą być również fizyczne, na przykład gdy ktoś potrzebuje dystansu lub nie chce tolerować pewnych zachowań.

Samoobrona idzie w parze z wyznaczaniem granic. Są to środki podejmowane w celu utrzymania własnego zdrowia fizycznego i psychicznego. Obejmuje to regularne przerwy, czas na odpoczynek i relaks, ale także poszukiwanie profesjonalnej pomocy. Samoobrona może również oznaczać świadome trzymanie się z dala od pewnych dynamik lub konfliktów, które mogą być potencjalnie szkodliwe dla zdrowia psychicznego.

Innym aspektem samoobrony jest ciągły przegląd własnych granic. Ponieważ sytuacje i potrzeby mogą się zmieniać, warto regularnie zastanawiać się, czy ustalone kiedyś granice są nadal aktualne i odpowiednie. Pomocna może być rozmowa z terapeutami, doradcami lub innymi krewnymi w podobnych sytuacjach, aby omówić perspektywy i możliwe strategie dostosowywania własnych granic.

Wyznaczanie granic i samoobrona nie są jednorazowymi działaniami, ale ciągłym procesem. Wymagają one ciągłej autorefleksji i chęci jasnego komunikowania swoich potrzeb. Na początku może to być niewygodne, zwłaszcza jeśli czujesz, że musisz być stale dostępny dla chorego krewnego. Jednak na dłuższą metę to właśnie ta samoobrona przyczynia się do możliwości zapewnienia trwałego i skutecznego wsparcia jako krewny bez narażania własnego zdrowia.

Grupy wsparcia i ośrodki doradztwa

Grupy wsparcia i ośrodki doradcze często odgrywają kluczową rolę w zapewnianiu wsparcia członkom rodzin osób cierpiących na choroby psychiczne. Zasoby te zapewniają ramy, w których członkowie rodziny mogą czuć się bezpieczni i rozumiani, a także dostarczają cennych informacji i przykładów praktyk.

Grupy wsparcia zazwyczaj oferują model wsparcia rówieśniczego, w którym członkowie rodziny mogą spotykać się w zaufanym otoczeniu i dzielić się swoimi doświadczeniami i wyzwaniami. Ten rodzaj zbiorowego wsparcia ma kilka zalet. Po pierwsze, oferuje wsparcie emocjonalne od osób, które przechodzą lub przeszły przez podobne doświadczenia. Po drugie, umożliwia wymianę konkretnych wskazówek i porad, jak radzić sobie z wyzwaniami, jakie choroba psychiczna stawia w codziennym życiu i dynamice relacji. I po trzecie, grupy wsparcia mogą stworzyć poczucie wspólnoty i spójności, które łagodzą izolację i przytłoczenie, których często doświadczamy.

Ośrodki doradztwa to zazwyczaj profesjonalne instytucje, które oferują szereg usług. Mogą one obejmować zarówno materiały informacyjne i poradnictwo, jak i osobiste sesje doradcze i usługi terapeutyczne. Główną zaletą ośrodków doradztwa jest ich specjalistyczna wiedza. Profesjonaliści mogą zaoferować ukierunkowane porady i rozwiązania oraz dostęp do szerokiej gamy zasobów w celu zaspokojenia indywidualnych potrzeb i sytuacji. Mogą również pomóc w skierowaniu do innych usług, takich jak usługi terapeutyczne lub pomoc finansowa.

Zarówno grupy wsparcia, jak i ośrodki doradztwa mogą istnieć w formie online lub fizycznej. Platformy internetowe mają tę zaletę, że są łatwo dostępne i mogą oferować szeroki zakres zasobów, od forów dyskusyjnych po seminaria internetowe i profesjonalne artykuły. Z drugiej strony, fizyczne spotkania oferują zaletę bezpośredniej interakcji międzyludzkiej, która dla wielu osób pozwala na głębsze wsparcie emocjonalne.

Z reguły połączenie obu podejść - tj. korzystanie zarówno z grup wsparcia, jak i ośrodków doradztwa - jest najskuteczniejszym sposobem na zbudowanie kompleksowej sieci wsparcia. Można indywidualnie zbadać, który format i rodzaj wsparcia najlepiej odpowiada własnym potrzebom i okolicznościom.

Kwestie prawne i etyczne

W kontekście prawnym krewni często stają w obliczu pytań dotyczących kurateli, opieki lub pełnomocnictwa do podejmowania decyzji medycznych. W niektórych przypadkach konieczne może być podjęcie działań prawnych w celu zapewnienia niezbędnej opieki medycznej, zwłaszcza jeśli dana osoba nie jest w stanie podejmować odpowiednich decyzji. Zaleca się zatem, aby na wczesnym etapie zapoznać się z możliwościami i wymogami prawnymi w danej jurysdykcji. Prawnicy specjalizujący się w prawie ochrony zdrowia lub prawie rodzinnym mogą zapewnić cenne wsparcie w tym zakresie.

Ważną rolę odgrywają również względy etyczne. Jednym z nich jest poszanowanie autonomii i godności osoby chorej. Nawet jeśli krewny jest prawnie upoważniony do podejmowania decyzji w imieniu osoby dotkniętej chorobą, pozostają pytania etyczne dotyczące zgody i dobra osoby dotkniętej chorobą. Na przykład, jak radzić sobie z sytuacjami, w których pożądane leczenie osoby dotkniętej chorobą jest sprzeczne z zaleceniami medycznymi lub przekonaniami krewnych?

Kolejną kwestią etyczną jest zachowanie poufności. Chociaż wymiana informacji między krewnymi a personelem medycznym jest często kluczowa dla jakości opieki, istnieją również ograniczenia w dzieleniu się informacjami osobistymi i medycznymi. Lekarze i inni pracownicy służby zdrowia są związani prawnymi i etycznymi wymogami dotyczącymi poufności pacjentów. Dlatego ważne jest, aby zawrzeć jasne umowy dotyczące tego, jakie informacje mogą, a jakie nie mogą być udostępniane.

W przypadku pacjentów chorych psychicznie kwestia zwolnienia z poufności może być szczególnie delikatna. Ze względu na charakter ich choroby, mogą oni znajdować się w trudnej sytuacji, która utrudnia pełne zrozumienie konsekwencji takiej decyzji. W związku z tym wymagana jest szczególna ostrożność ze strony zespołu terapeutycznego, aby upewnić się, że decyzja o zwolnieniu poufności leży w najlepszym interesie pacjenta i że pacjent miał wystarczającą okazję do zastanowienia się nad tą decyzją.

Ostatecznie wszystkie kwestie prawne i etyczne mają na celu znalezienie zrównoważonego podejścia między ochroną danej osoby a wsparciem krewnych. Może to być skomplikowane i często wymaga starannego wyważenia praw, obowiązków i zasad etycznych. W takich sytuacjach organy doradcze ds. etyki, porady prawne i wymiana doświadczeń z innymi krewnymi w podobnych sytuacjach mogą dostarczyć cennych wskazówek.

Prawa pacjentów

Prawa pacjenta są podstawowym elementem opieki zdrowotnej i mają szczególne znaczenie w opiece nad osobami cierpiącymi na choroby psychiczne. Prawa te obejmują między innymi prawo do świadomej zgody, do prywatności i poufności, do godności i szacunku oraz do odpowiedniej opieki medycznej.

Prawo do świadomej zgody stanowi, że pacjenci mają prawo do uzyskania pełnych informacji na temat diagnozy, opcji leczenia, potencjalnego ryzyka i skutków ubocznych przed wyrażeniem zgody na leczenie. W przypadku chorób psychicznych może to być skomplikowane, zwłaszcza jeśli dana osoba nie jest w stanie podejmować świadomych decyzji w ostrej fazie choroby. W takich przypadkach instrumenty prawne, takie jak kuratela lub pełnomocnictwo medyczne, mogą mieć zastosowanie w celu zapewnienia ochrony interesów pacjenta. Należy jednak zawsze brać pod uwagę wymiar etyczny, w szczególności dążenie do przywrócenia zdolności do podejmowania decyzji przez daną osobę.

Prawo do prywatności i poufności chroni dane osobowe i medyczne pacjenta. Personel medyczny jest etycznie i prawnie zobowiązany do zachowania tych informacji w tajemnicy. Krewni stają przed wyzwaniem zaspokojenia potrzeb informacyjnych w celu optymalnego wsparcia danej osoby z jednej strony, a z drugiej strony poszanowania prywatności i autonomii pacjenta.

Prawo do godności i szacunku jest podstawową zasadą etyczną i oznacza, że każdy pacjent powinien być traktowany z godnością, niezależnie od charakteru lub ciężkości jego choroby. Dla członków rodzin osób cierpiących na choroby psychiczne oznacza to, że powinni być oni postrzegani jako partnerzy w procesie leczenia, a ich wkład i obawy powinny być traktowane poważnie.

Prawo do odpowiedniej opieki medycznej obejmuje nie tylko profesjonalne leczenie danej choroby, ale także uwzględnienie całej sytuacji życiowej pacjenta, w tym jego potrzeb społecznych, psychologicznych i fizycznych.

Znajomość i zrozumienie tych praw pacjentów są niezbędne, aby krewni mogli zapewnić skuteczne wsparcie i działać jako rzecznicy. Jednocześnie umożliwiają one krewnym rozpoznanie ograniczeń ich roli w procesie leczenia i lepsze radzenie sobie z konfliktami etycznymi. W przypadku niejasności lub konfliktów dotyczących praw pacjentów pomocne mogą być porady prawne lub konsultacje z komisjami etycznymi.

Ochrona danych i poufność

Ochrona danych i poufność to kolejne aspekty opieki medycznej, które są szczególnie istotne w kontekście chorób psychicznych. Ponieważ wymieniane są wrażliwe informacje na temat stanu zdrowia, leczenia i sytuacji osobistej, należy przestrzegać surowych przepisów dotyczących ochrony danych. Dotyczy to zarówno interakcji między personelem medycznym a pacjentami, jak i komunikacji między krewnymi a dostawcami usług medycznych.

Ochrona danych w tym kontekście odnosi się do bezpiecznego przechowywania, przesyłania i przetwarzania danych pacjentów. Personel medyczny jest związany wymogami prawnymi, które regulują postępowanie z danymi pacjentów. Na przykład informacje zdrowotne nie mogą być ujawniane stronom trzecim bez zgody pacjenta, chyba że istnieje taki obowiązek prawny. Aby zapobiec nieautoryzowanemu dostępowi do danych pacjentów, stosowane są techniczne środki bezpieczeństwa, takie jak szyfrowana transmisja danych i bezpieczne bazy danych.

Poufność dotyczy osobistych relacji między pacjentem, jego krewnymi a leczącymi go lekarzami lub terapeutami. Lekarze są etycznie i prawnie zobowiązani do zachowania w tajemnicy wszystkich informacji powierzonych im w trakcie leczenia. Służy to ochronie prywatności pacjenta i ma zasadnicze znaczenie dla udanej relacji terapeuta-pacjent, ponieważ opiera się ona na zaufaniu.

Dla krewnych obowiązek zachowania poufności może stanowić wyzwanie, zwłaszcza jeśli są oni aktywnie zaangażowani w opiekę nad pacjentem lub jeśli muszą podejmować decyzje w najlepszym interesie pacjenta. W wielu przypadkach pacjent może wyrazić zgodę na udostępnienie określonych informacji krewnym, aby ułatwić im komunikację z pracownikami służby zdrowia. Zgoda taka powinna mieć formę pisemną i dokładnie określać, jakie informacje mogą być udostępniane i w jakich okolicznościach. Bez takiej zgody krewni stają przed trudnym zadaniem zapewnienia najlepszego wsparcia bez dostępu do ważnych informacji medycznych.

Dlatego ważne jest, aby krewni byli świadomi zarówno swoich praw, jak i prawnych i etycznych obowiązków personelu medycznego w zakresie ochrony danych i poufności. W złożonych lub spornych przypadkach konsultacja z prawnikiem lub komisją etyczną może być pomocna w znalezieniu właściwej równowagi między potrzebą informacji a ochroną prywatności pacjenta.

Opieka i kuratela

Opieka i kuratela to konstrukcje prawne, które mogą odgrywać ważną rolę w opiece nad osobami cierpiącymi na choroby psychiczne. Oba instrumenty mają na celu ochronę osób, które z powodu choroby lub innego upośledzenia nie są już w stanie samodzielnie zarządzać pewnymi sprawami. Umożliwiają one przedstawicielowi prawnemu podejmowanie decyzji w imieniu osoby objętej opieką lub podopiecznego w pewnych z góry określonych obszarach życia. Mogą to być kwestie finansowe, zdrowotne lub inne sprawy osobiste.

Ubezwłasnowolnienie często koncentruje się na małoletnich, ale może być również stosowane wobec dorosłych, zwłaszcza jeśli są oni trwale niezdolni do pracy. Ustalenia dotyczące opieki są zazwyczaj bardziej rygorystyczne i dają opiekunowi szerokie uprawnienia decyzyjne.

Nadzór jest bardziej elastyczny. W przypadku kurateli opiekun jest wyznaczany do określonych obszarów odpowiedzialności, takich jak opieka zdrowotna, opieka nad majątkiem lub ustalanie miejsca zamieszkania. Opiekun nie ma automatycznie pełnych uprawnień decyzyjnych, ale jest ograniczony do obszarów, dla których sąd zarządził opiekę.

Dla krewnych objęcie kurateli lub opieki niesie ze sobą zarówno szanse, jak i wyzwania. Z jednej strony umożliwia im działanie w najlepszym interesie danej osoby, zwłaszcza jeśli jest ona tymczasowo lub trwale niezdolna do podejmowania odpowiednich decyzji. Z drugiej strony jest to wielka odpowiedzialność, która nie tylko wymaga czasu i energii, ale może być również stresująca emocjonalnie.

Opiekun lub opiekunka musi regularnie koordynować swoje działania z personelem medycznym, władzami i innymi instytucjami i często jest łącznikiem między daną osobą a systemem społecznym i medycznym. W każdym przypadku opiekun lub kurator jest zobowiązany do działania w najlepszym interesie danej osoby oraz do uwzględnienia jej życzeń i potrzeb, o ile są one znane i możliwe.

Ważne jest, aby krewni, którzy rozważają ustanowienie kurateli lub opieki, uzyskali wyczerpujące informacje na temat ram prawnych i obowiązków. Mogą oni otrzymać wsparcie od prawników, stowarzyszeń opiekuńczych lub służb socjalnych. Ponadto sensowne jest omówienie możliwości opieki lub opieki w dialogu z osobą zainteresowaną i zespołem medycznym w celu zapewnienia najlepszej możliwej opieki.

Zdolność do podejmowania decyzji i zgoda na leczenie

Zdolność do podejmowania decyzji i zgoda na leczenie są podstawowymi pojęciami w opiece zdrowotnej, szczególnie w kontekście chorób psychicznych. Zdolność do podejmowania decyzji (określana również jako "zdrowy rozsądek" lub "zdolność") to zdolność osoby do zrozumienia znaczenia i konsekwencji leczenia lub interwencji medycznej oraz do podjęcia świadomej decyzji w tej sprawie.

Zgoda na leczenie jest wymogiem etycznym i prawnym. Wymaga, aby pacjent był w stanie zrozumieć informacje istotne dla jego leczenia, odpowiednio je rozważyć i na tej podstawie podjąć decyzję. Lekarz prowadzący ma obowiązek wyczerpująco poinformować pacjenta o planowanym leczeniu, możliwych alternatywach oraz związanym z nim ryzyku i możliwościach. Dopiero po uzyskaniu tych informacji i jeśli pacjent jest zdolny do podjęcia decyzji, może on wyrazić zgodę. Jeśli pacjent nie wyrazi zgody, leczenie jest zazwyczaj nielegalne i może mieć konsekwencje na gruncie prawa karnego i cywilnego.

W kontekście choroby psychicznej zdolność do podejmowania decyzji może być ograniczona. Może to być zarówno tymczasowe, jak i trwałe. Na przykład pacjent z ostrą psychozą może chwilowo nie być w stanie docenić implikacji decyzji o leczeniu, podczas gdy zdolność ta może zostać przywrócona po skutecznej stabilizacji za pomocą leków.

Dla krewnych kwestia zdolności do podejmowania decyzji i zgody często przedstawia się jako szczególnie trudna. Są oni uwikłani między chęcią pomocy choremu członkowi rodziny a niepewnością co do tego, czy dana osoba jest w stanie podjąć świadomą decyzję. W takich przypadkach konieczna może okazać się tymczasowa lub stała opieka prawna. W takim przypadku opiekun prawny przejmuje pewne zadania, takie jak opieka zdrowotna, dla danej osoby. Odbywa się to jednak zawsze z zastrzeżeniem jak najmniejszej ingerencji w autonomię danej osoby.

Zaangażowanie krewnych w proces świadomej zgody jest często pomocne, ponieważ mogą oni zapewnić dodatkowe perspektywy i informacje. Ważne jest jednak, aby nie podejmowali oni decyzji w zastępstwie pacjenta, chyba że są do tego prawnie upoważnieni. Nawet w takich przypadkach głównym celem jest egzekwowanie woli pacjenta, jeśli można ją ustalić.

Radzenie sobie z dyskryminacją i nierównym traktowaniem

Radzenie sobie z dyskryminacją i nierównym traktowaniem jest niestety ważnym aspektem życia osób z chorobami psychicznymi, a także ich rodzin. Dyskryminacja może przybierać różne formy, od uprzedzeń i stereotypowych założeń po jawne wykluczenie i niekorzystną sytuację w różnych obszarach życia, takich jak praca, edukacja i opieka zdrowotna.

Krewni mogą odgrywać kluczową rolę w promowaniu, podnoszeniu świadomości i edukacji w zakresie praw członka rodziny cierpiącego na chorobę. Ważne jest, aby zapoznali się zarówno z konkretnymi prawami osoby dotkniętej chorobą, jak i z ogólnymi przepisami i regulacjami antydyskryminacyjnymi. Znajomość sytuacji prawnej może pomóc członkom rodziny w podejmowaniu rzeczowych i skutecznych działań przeciwko dyskryminacji i nierównemu traktowaniu.

Członkowie rodziny mogą również być aktywni w podnoszeniu świadomości i edukacji w środowisku społecznym. Mogą rozmawiać z nauczycielami, pracodawcami i personelem medycznym, aby zwiększyć świadomość na temat szczególnych potrzeb i wyzwań związanych z chorym członkiem rodziny. W niektórych przypadkach skorzystanie ze specjalistycznych usług doradczych lub mediacji może być również przydatne w walce z dyskryminacją.

Ponadto kluczowe znaczenie ma emocjonalne wsparcie osoby dotkniętej dyskryminacją. Dyskryminacja może powodować głębokie rany psychiczne i pogłębiać istniejące choroby psychiczne. W tym przypadku często pomocne jest utrzymywanie otwartej komunikacji i oferowanie osobie dotkniętej dyskryminacją platformy, na której może ona dzielić się swoimi doświadczeniami i uczuciami.

Równie ważne jest, aby krewni chronili się przed emocjonalnie stresującymi skutkami dyskryminacji. Można to osiągnąć poprzez budowanie sieci wsparcia przyjaciół, rodziny i profesjonalistów, a także poprzez poszukiwanie profesjonalnej pomocy, takiej jak doradztwo psychologiczne lub grupy samopomocy.

Ogólnie rzecz biorąc, radzenie sobie z dyskryminacją i nierównym traktowaniem jest złożonym i często trudnym przedsięwzięciem, które wymaga głębokiego zrozumienia zarówno aspektów emocjonalnych, jak i prawnych. Jednak poprzez proaktywne działania, podnoszenie świadomości i edukację, członkowie rodziny mogą odegrać ważną rolę w zwalczaniu tych kwestii, a tym samym przyczynić się do poprawy jakości życia chorego członka rodziny.

Droga naprzód: nadzieja i odporność

Droga naprzód dla członków rodzin osób cierpiących na choroby psychiczne jest często trudnym procesem. To właśnie tutaj koncepcje nadziei i odporności odgrywają kluczową rolę.

Nadzieja to fundamentalne przekonanie, że lepsza przyszłość jest możliwa, nawet jeśli obecna sytuacja wydaje się stresująca i niepewna. Odporność to zdolność do wychodzenia z niepowodzeń i kontynuowania działania pomimo niesprzyjających okoliczności. Oba czynniki są niezwykle ważne dla zdrowia emocjonalnego i psychicznego bliskich.

Nadzieja może przejawiać się w różnych formach. Czasami wystarczy dostrzec postępy chorego członka rodziny, nawet jeśli wydają się one niewielkie. Może to być fakt, że dana osoba miała dobry dzień, dobrze toleruje leki lub odniosła niewielki sukces w terapii. Przywiązywanie wagi do tych postępów może podtrzymywać nadzieję, że poprawa jakości życia osoby chorej, a tym samym całej rodziny, jest możliwa.

Odporność to umiejętność, którą z czasem mogą rozwijać zarówno członkowie rodziny, jak i osoby cierpiące. Często obejmuje ona praktyczne strategie radzenia sobie ze stresem, takie jak ćwiczenia oddechowe, aktywność fizyczna lub wsparcie społeczne. Ale odporność odnosi się również do rozwijania realistycznego i elastycznego wzorca myślenia. Oznacza to rozpoznanie wyzwań, ale także zaakceptowanie faktu, że nie wszystkie problemy można rozwiązać natychmiast lub całkowicie. Odporne myślenie pozwala postrzegać trudności jako część życia, którą można przezwyciężyć, a nie jako przeszkody nie do pokonania.

Innym aspektem, który mieści się w kontekście nadziei i odporności, jest zdolność do samoopieki. Krewni często są tak skupieni na dobrym samopoczuciu chorego członka rodziny, że zaniedbują własne potrzeby. Rozwijanie strategii samoopieki - takich jak regularne przerwy, hobby i zajęcia towarzyskie - ma zatem kluczowe znaczenie dla własnego zdrowia psychicznego i odporności.

Nadzieja i odporność są zatem kluczowymi elementami na drodze naprzód dla członków rodzin osób cierpiących na choroby psychiczne. Koncepcje te mogą nie tylko pomóc członkom rodziny lepiej radzić sobie z bieżącymi wyzwaniami, ale także pomóc stworzyć silniejszą, bardziej odporną i pełną nadziei przyszłość dla siebie i swoich bliskich.

Strategie promowania odporności wśród osób dotkniętych chorobą i ich krewnych

Promowanie odporności u osób dotkniętych chorobą psychiczną, a także w ich rodzinach, jest ważnym krokiem w kierunku lepszego radzenia sobie z wyzwaniami i stresem, jakie niosą ze sobą takie choroby. Istnieje wiele strategii, które mogą pomóc zarówno cierpiącym, jak i ich rodzinom wzmocnić ich odporność.

Dzięki zrozumieniu choroby psychicznej i możliwości jej leczenia można wzmocnić poczucie kontroli, a tym samym odporność. Obejmuje to wiedzę na temat tego, w jaki sposób stres i inne czynniki mogą wpływać na chorobę i jak aktywnie im przeciwdziałać.

Solidna sieć społeczna jest nieoceniona dla zdrowia psychicznego. Zarówno osoby cierpiące, jak i krewni powinni zatem starać się utrzymywać relacje i szukać aktywności społecznych, które są dla nich dobre. Pomocne jest również dołączenie do grupy wsparcia lub skorzystanie z profesjonalnego doradztwa.

Zdolność do rozpoznawania, rozumienia i skutecznego zarządzania własnymi emocjami i emocjami innych może również przyczynić się do odporności. Techniki uważności mogą pomóc stać się bardziej świadomym własnych myśli i uczuć oraz zmniejszyć stres.

Odporni ludzie są często elastyczni w swoim myśleniu i potrafią dostosować się do nowych lub trudnych sytuacji. Oznacza to również postrzeganie niepowodzeń jako okazji do nauki i rozwoju, a nie jako ostatecznej porażki.

Pozytywne spojrzenie na życie może zwiększyć odporność na stres i napięcie. Nie oznacza to ignorowania rzeczywistości lub trywializowania poważnych problemów, ale raczej skupianie się na rozwiązaniach i sukcesach, a nie na błędach i przeszkodach.

Dbanie o własne samopoczucie poprzez regularną aktywność fizyczną, odpowiedni sen i odżywianie może odgrywać kluczową rolę we wzmacnianiu osobistej odporności. Czas na relaks i rekreację jest tak samo ważny, jak zobowiązania wobec innych.

Strategie te mogą być stosowane indywidualnie lub w połączeniu i powinny być dostosowane do indywidualnych potrzeb i wyzwań. Kluczem jest aktywna i świadoma integracja strategii z codziennym życiem, które pomagają wzmocnić odporność własną i chorego krewnego.

Psychologia pozytywna i jej zastosowanie

Psychologia pozytywna to gałąź psychologii, która koncentruje się na pozytywnych aspektach ludzkiego doświadczenia i zachowania, takich jak szczęście, wdzięczność, odporność, optymizm i dobrobyt. Bada, w jaki sposób ludzie i społeczności mogą się rozwijać. Zamiast skupiać się wyłącznie na zaburzeniach psychicznych i ich leczeniu, psychologia pozytywna szuka sposobów, w jakie ludzie mogą poprawić swoje samopoczucie i prowadzić bardziej satysfakcjonujące życie. Może to być szczególnie istotne dla członków rodzin osób cierpiących na choroby psychiczne, ponieważ często cierpią oni z powodu stresu i napięcia.

- **Wzmocnienie odporności**: Psychologia pozytywna może pomóc wzmocnić odporność u krewnych poprzez trening optymizmu,

ćwiczenia wdzięczności i umiejętności ro-
związywania problemów.

- **Poprawa jakości relacji**: Metody takie jak
  ćwiczenie empatii i aktywnego słuchania mogą
  pomóc poprawić jakość relacji z chorym
  krewnym.

- **Samoopieka i dobre samopoczucie**: Stosując
  koncepcje takie jak doświadczenie przepływu i
  identyfikacja osobistych mocnych stron, członkowie rodziny mogą nauczyć się, jak chronić
  siebie podczas opieki nad innymi.

- **Zarządzanie stresem**: Techniki takie jak ćwiczenia uważności i praktyki medytacyjne, które są
  często podkreślane w psychologii pozytywnej,
  mogą pomóc zmniejszyć stres i lepiej radzić sobie z obciążeniami emocjonalnymi związanymi
  z opieką nad chorym psychicznie krewnym.

- **Przekazywanie nadziei i optymizmu**: Kon-
  centrując się na pozytywnych emocjach i per-
  spektywach na przyszłość, członkowie rodziny
  mogą być zmotywowani do pokonywania
  wyzwań związanych z opieką i rozwijania bardziej pozytywnej perspektywy na przyszłość.

- **Wzmocnienie wsparcia społecznego**: Koncepcje psychologii pozytywnej, takie jak znaczenie więzi społecznych, mogą zachęcać
  krewnych do budowania lub utrzymywania
  własnych sieci społecznych i systemów wsparcia.

- **Narzędzia do autorefleksji**: Krewni mogą również kierować się psychologią pozytywną, aby zastanowić się nad własnymi wartościami i celami życiowymi, co z kolei może pomóc im znaleźć sens i orientację w często trudnej fazie życia.

W praktyce elementy te mogą być nauczane poprzez doradztwo, warsztaty, kursy online lub książki samopomocy. Ważne jest, aby krewni znaleźli podejście, które im odpowiada i włączyli je do swojego codziennego życia, aby mogli czerpać korzyści z psychologii pozytywnej dla siebie i swoich chorych krewnych.

Uwagi końcowe

Radzenie sobie z osobami chorymi psychicznie jest zawsze szczególnie trudne i stresujące dla krewnych.

Po pierwsze, choroby psychiczne są często mniej namacalne niż dolegliwości fizyczne. Podczas gdy złamana ręka lub infekcja mają widoczne i mierzalne objawy, zaburzenia psychiczne są często bardziej subtelne i trudne do zidentyfikowania. Może to prowadzić do niedoceniania zakresu choroby lub braku zrozumienia i uprzedzeń wpływających na jakość opieki i interakcji.

Objawy choroby psychicznej, takie jak urojenia w schizofrenii, apatia w depresji lub intensywne wahania nastroju w chorobie afektywnej dwubiegunowej, mogą mieć znaczący wpływ na zachowanie osób dotkniętych chorobą. To z kolei może sprawić, że interakcje społeczne i komunikacja z nimi będą stresujące lub nieprzewidywalne. Prawidłowa interpretacja zachowania danej osoby i odpowiednia reakcja mogą być trudne, zwłaszcza jeśli nie masz wystarczającej wiedzy lub doświadczenia w radzeniu sobie z chorobami psychicznymi.

Z drugiej strony, krewni są bardzo ważni w niektórych aspektach diagnozowania, opieki i ogólnego wsparcia dla osób z chorobami psychicznymi. To napięcie jest stresujące, trudne, a czasem niemożliwe do rozwiązania. Spokój i cierpliwość są tutaj magicznymi słowami.